Fachbuch
Klett-Cotta

Zu diesem Buch

Können »Grüße an die Seele« therapeutisch wirken? Und wenn ja, wie geht das? Auf den Spuren von Milton Erickson, dem Großmeister der Hynose, entwickelte Stefan Hammel eine Fülle an »Aufträgen an das Unbewusste«, die er in seinem neuesten Buch zu den unterschiedlichsten psychischen und psychosomatischen Störungen vorstellt. Damit der Klient den Auftrag an sein Unbewusstes erfolgreich »ausrichten« kann, bedarf es stimmiger Kontextbedingungen, die hier ausführlich geschildert werden. Der Aufbau positiver Erwartungen, offene Such- und Lernhaltungen und vor allem eine vertrauensvolle Beziehunge zum Therapeuten beschreiben den Rahmen, innerhalb dessen überraschende Interventionen überraschend wirksam sein können.

Klienten gelingt es oftmals gerade durch kurze und überraschende Interventionen in der Therapie, neue Perspektiven und Lösungsansätze für das eigene Problem zu finden. »kurz & wirksam« stellt in kompakter Form die effektivsten Kurzinterventionen praxisnah und bündig vor.

Stefan Hammel

Grüßen Sie Ihre Seele!

Therapeutische Interventionen in drei Sätzen

Klett-Cotta

MIX
Papier aus verantwortungsvollen Quellen
FSC® C083411
www.fsc.org

Klett-Cotta
www.klett-cotta.de

Printed in Germany
Cover: Jutta Herden, Stuttgart
unter Verwendung eines Fotos von © andrade/Adobe Stock
Gesetzt aus der Documenta von Kösel Media GmbH, Krugzell
Gedruckt und gebunden von CPI books GmbH, Leck
ISBN 978-3-608-89187-4

Dritte Auflage, 2021

Bibliografische Information der Deutschen Nationalbibliothek
Die Deutsche Nationalbibliothek verzeichnet diese Publikation in der Deutschen Nationalbibliografie; detaillierte bibliografische Daten sind im Internet über <http://dnb.d-nb.de> abrufbar.

Inhalt

Einleitung: Naaman, oder: So einfach darf es doch nicht sein!

In den Zeiten der alten Assyrer, so wird berichtet, hatte sich der Feldherr Naaman eine Hautkrankheit zugezogen. »Er hat die Lepra«, flüsterten seine Diener und hielten sich, so gut sie konnten, auf Abstand. Der Feldherr suchte Rat bei seinem Leibarzt, doch der richtete gegen die Erkrankung nichts aus. Immer größere Teile seiner Haut wurden befallen, und sein Äußeres wurde zunehmend entstellt. Einmal erwähnte eine Magd, dass im Land Juda der Prophet Elisa wohne, der mit göttlicher Kraft solche Krankheiten heilen könne. Diese Nachricht wurde dem Feldherrn überbracht. Da schöpfte er Hoffnung und machte sich auf den Weg. So kam er mit Rossen und Wagen und vielen Geschenken am Haus des Propheten an. An der Tür erschien einer der Prophetenschüler, der sagte: »Mein Meister lässt dich grüßen. Geh und wasche dich siebenmal im Jordan, dann wirst du gesund werden.« Als Naaman das hörte, wurde er wütend: »Ich dachte, der Meister könnte selbst zu mir herauskommen, vor mich treten, die Hand zum Heiligtum erheben, den Namen Gottes anrufen und mich so von der Lepra befreien! Sind nicht die Flüsse von Damaskus größer und herrlicher als dieser armselige Bach, dass ich mich in ihnen waschen und gesund werden könnte?« So kehrte er um und zog im Zorn davon. Da wandten sich seine Diener an ihn und sagten: »Herr, wenn dir der Prophet etwas Großes aufgetragen hätte, hättest du es nicht getan? Wie viel mehr kannst du es tun, wenn er so etwas Geringes von dir erwartet ...« Da stieg der Feldherr ab und tauchte siebenmal in den Jordan ein, wie der Mann Gottes es ihm hatte auftragen lassen. Und seine Haut wurde rein wie die eines jungen Mannes, und er wurde gesund[1].

Warum wollte der Feldherr die Therapie zuerst nicht mitmachen? Wenn ich mir gestatte, die alte Geschichte aus einem modernen Blickwinkel zu betrachten, finde ich zwei mögliche Gründe:

Zum einen sah Naaman sich und sein Problem nicht genügend gewürdigt. Der Prophet schritt an ihm, seiner Biographie, seinem Leid vorbei gleich zur Lösung. Er machte sich noch nicht einmal die Mühe, seinen Besucher kennenzulernen und ihm zuzuhören. So etwas nehmen viele Menschen übel – obwohl das Befassen mit Lösungen statt mit Problemen an sich der schnellere Weg sein könnte. Manchmal machen wir es auch umgekehrt: Wir verbringen viel Zeit damit, Probleme von Klienten zu würdigen, bevor wir mit ihnen Lösungen suchen können, die es auch gleich gegeben hätte. Und manchmal scheinen Klienten eine Lösung oder Heilung gar als Missachtung ihrer Person anzusehen –

1 Bibel, erzählt nach 1. Kön. 16,9 ff.

als ob sie mit dem Problem gewissermaßen verheiratet wären.

Zum anderen hat der Prophet eine Lösung angeboten, die viel zu einfach und viel zu unlogisch klang. Der Feldherr sah sich in seiner Intelligenz missachtet. Er wollte etwas Anspruchsvolles, auf seinem Niveau oder allenfalls darüber.

Manchmal ist es schwer, Menschen für einfache Lösungen zu schwierigen Problemen zu gewinnen.

KAPITEL I

Wie man die Seele grüßen kann

Der Mensch, ob wir ihn nun als »Psyche« (»Identität«, »Persönlichkeit«, »Mentalität«) oder als »Körper« (»Stoffwechsel«, »Gehirn«, »Erbgut«) betrachten, ist zweifellos komplexer, als wir ihn je beschreiben können. Unser denkendes Bewusstsein ist ein winziger Teilaspekt davon, dem es nicht vergönnt ist, das Ganze zu verstehen und wirklich angemessen in die Funktion dieses Ganzen einzugreifen. Wie kann unser Bewusstsein in seiner offensichtlichen Begrenztheit dazu beitragen, Lösungen für einen komplexen Organismus zu finden, die dieser nicht von vornherein selbst findet?

Die Antwort müsste *einfach* genug sein, um der Begrenztheit des Geistes gerecht zu werden, und *komplex* genug, um der Komplexität des ganzen Organismus zu entsprechen.

Eine Möglichkeit wäre, den Körper zu bitten, bestimmte Unterscheidungen, Verknüpfungen, Umformungen, Regulationsmechanismen und Priorisierungen vorzunehmen, ohne ihm vorzuschreiben, wie er das tut, und ohne diese Bitten wie starr auszuführende Befehle vorzutragen.

Die Bilderwelt der Träume und die körperlichen und emotionalen Erfahrungen, die wir machen, könnten das Terrain sein, auf dem unser denkender Geist und der Rest unseres Gehirns und Körpers sich begegnen. Die Sprachen des Körpers, der Emotionen und der Träume könnten als Sphäre der Begegnung dienen, als Brücke zwischen der rätselhaften Tiefendimension von Körper und Seele und der wachen Bewusstheit unseres denkenden Geistes.

Man darf sich den Organismus wohl als eine Einheit vorstellen, in der *eine* Sprache gesprochen wird oder in der Übersetzer zwischen verschiedenen Teilsystemen operieren, um die Einheit des Ganzen zu ermöglichen. Das heißt dann auch, dass die Vorschläge, die der denkende Geist dem übrigen Organismus unterbreitet, dort verstanden werden und dass diese Vorschläge, wenn es dem Organismus förderlich und möglich ist, umgesetzt werden.

Die Grüße, von denen dieses Buch handelt, überlassen dem Organismus das »Wie« der Selbststeuerung und Selbstheilung und geben ihm doch mit den begrenzten Möglichkeiten des Denkens Impulse, wie er möglicherweise besser als zuvor für sich sorgen könnte.

Sie überlassen das, was der denkende Geist nicht zu tun vermag, der rätselhaften Innenwelt der Seele und des Körpers, die wir manchmal »das Unbewusste« nennen. Damit geben sie dem Denken ein Instrument an die Hand, mit dem es den Organismus in seiner Arbeit unterstützen kann.

Grüße als Ultrakurzhypnose

Auch Milton Erickson hat gelegentlich Grußbotschaften von wenigen Sätzen an die Stelle einer erwarteten Hypnosebehandlung oder anderen Therapie gesetzt. Die Wirkungen seiner Interventionen ähnelten durchaus denen, die von Elisas Ansatz überliefert sind. Einmal kam eine Frau mit Schuppenflechte zu Erickson in die Praxis. Erickson sah sich die befallene Hautstelle an und sagte zu ihr: »Sie haben nur ein Drittel so viel Schuppenflechte, wie Sie glauben … Sie haben ein wenig Schuppenflechte und viele Emotionen.« Die Frau war zwei Wochen wütend auf Erickson, bis sie bemerkte, dass ihre Schuppenflechte verschwunden war[2].

Als eine Form selbsthypnotischer Konditionierung habe ich vor vielen Jahren angefangen, mit meinen Körperteilen zu reden, etwa, indem ich meinen Fuß, in welchem ich einen pulsierenden Schmerz spürte, bat: »Probiere einmal aus, die Phase des Schmerzes zeitlich sehr verkürzt zu erleben und die angenehmen Zwischenzeiten stark zu verlängern.«[3] Zu meinem Zahn, der nach einer Behandlung hypersensitiv geworden war, sagte ich: »Lieber Backenzahn, du hast recht, dass du dich meldest. Denn deine Aufgabe ist es, zu schmerzen, wenn du verletzt wirst. Aber die

---

2 Rosen 2000, 190 f. Erickson arbeitet viel mit Ablenkung. So bei einer Therapie von Akne durch das Entfernen von Spiegeln aus der Patientenumgebung und einer Warzentherapie mit Wechselbädern und der Aufforderung, Therapie und Warzen später zu vergessen. Ebd., 104 ff.

3 Vgl. Hammel 2009 a, 79 f.

Missempfindungen, die du jetzt erzeugst, gehören in eine frühere Zeit. Erinnere dich noch einmal intensiv an jene Zahnbehandlung. Bringe den Schmerz, den du jetzt hast, dorthin … und dann lass ihn dort, in jener Situation, die einmal war und jetzt vorüber ist.«[4] Beide Male endeten die seit Monaten bestehenden Schmerzen innerhalb von Minuten. In dieser Zeit experimentierte ich auch damit, gesunde und kranke Körperteile miteinander ins Gespräch zu bringen, damit die kranken von den gesunden lernen, wie »gesund« geht[5]. Auch diese Interventionen bewährten sich ausgezeichnet.

Die erste Klientin, bei der ich mich erinnere, im Stil der Grüße gearbeitet zu haben, war eine zehnjährige Schülerin, die so intensiv in ihren Träumen lebte, dass sie für Lehrer und Mitschüler nicht erreichbar war. Ich fragte sie, wie ihr Gehirn heiße, und schlug vor, es zu bitten: »Liebes Fräulein Gehirn, könntest du mir dabei helfen, mich immer zu konzentrieren, wenn meine Lehrerin mir die Hausaufgaben erklärt?« Fräulein Gehirn werde sicher antworten: »Natürlich kann ich das, liebe Anna, du hast mich nur noch nie danach gefragt.« Ich überlegte, Anna könnte dann sagen: »Dann bitte ich dich jetzt darum«, und Fräulein Gehirn werde antworten: »Aber selbstverständlich, liebe Anna![6]«

Mit Grüßen im engeren Sinn experimentierte ich das erste Mal, als ich einen Klienten nach der Therapiestunde

---

4 Ibid., 78. Vgl. den Gebrauch mentaler Placebos 50 f., 59 ff., 64.

5 Wesentliche Impulse hierzu verdanke ich Rosemarie Dypka aus Hamburg. Vgl. Hammel 2011, 62 f., u. ö.

6 Hammel 2009 a, 165.

zur Tür begleitete. Der Patient litt unter der zwanghaften Vorstellung, jemand aus seiner Familie könne ernsthaft erkranken und er werde es nicht rechtzeitig bemerken, um helfen zu können. Beim Verabschieden sagte ich zu ihm: »Schöne Grüße auch an Ihre Angst. Ich finde, sie hat schon viel für Sie getan. Ich finde sogar, dass sich Ihre Angst in Anerkennung ihrer Verdienste einen Urlaub verdient hat. Vielleicht kann Ihre Angst diese Anerkennung von Ihnen annehmen? Sie kann ja vorsichtshalber ihr Handy mitnehmen, und Sie können sie anrufen, wenn Sie einen Rat von ihr brauchen.« In der darauffolgenden Stunde berichtete der Klient: »Seit der letzten Stunde ist es mir besser gegangen«, erklärte der Mann. »Wenn ich wieder Angst hatte, dann habe ich einfach an Ihre Grüße gedacht.« Ich verwendete nun bei diesem Klienten Interventionen dieser Art in größerer Dichte, und die Störung löste sich innerhalb weniger Sitzungen auf[7].

Ich sammelte weitere Erfahrungen und kam zu dem Ergebnis, dass die Klienten im Wesentlichen alles, was ich ihrem Gehirn oder Körper, ihrer Seele oder Angst oder Allergie ausrichten ließ, mit erstaunlicher Präzision, Gründlichkeit und Nachhaltigkeit umsetzten[8]. Das Resultat solcher Grüße ist überwiegend das Gleiche, als hätte man den Klienten in tiefe Trance versetzt und ihm die Suggestion gegeben, mit dem im Gruß bezeichneten Verhalten und Erleben aufzuwachen und dieses zu behalten.

---

7 Hammel 2011, 135.

8 Einige dieser Grüße sowie Beobachtungen zu ihrem therapeutischen Einsatz sind in Hammel 2014 a, 289 ff. veröffentlicht.

Wozu nun hypnotisieren, wenn dasselbe Ergebnis anders schneller erreicht werden kann? Beobachtungen wie die oben beschriebenen führen mich dazu, insgesamt nur noch selten mit klassischer Hypnose im Sinne der Induktion einer Tiefentrance zu arbeiten. Dabei möchte ich keineswegs die Effektivität der Arbeit mit Hypnose in Abrede stellen. Ihrer Wirksamkeit nach stellen sich die »Grüße an die Seele« für mich nun vielmehr als eine Ultrakurzhypnose dar.

Den Grüßen eine Bühne bauen

Natürlich benötigen solche Interventionen einen Kontext, in dem sie sich entfalten können, und eine Dramaturgie, die ihre Wirkung verstärkt.

Bildlich gesprochen: Sicher könnte man einen Kinofilm auf die Schlüsselszene reduzieren und dem geneigten Publikum kurz erklären, wie es dazu kam und was danach noch geschieht. Aber dieses Kinoerlebnis würde im Besucher weniger nachhallen, als wenn die zentrale Szene konsequent angebahnt und zielstrebig auf ein eindrucksvolles Ende hin weiterentwickelt wird.

In ein anderes Bild gefasst: Wie die Saat nicht auf den unbestellten Acker geworfen und dann ohne weitere Pflege ihrem Schicksal überlassen wird, so wird man den hier dargestellten Interventionen eine Umgebung bereiten wollen, in der sie gedeihen können. Ich möchte also skizzieren, womit der Ertrag von Kurzinterventionen gefördert werden kann.

Die meisten Maßnahmen, die dazu dienen, Kurzinterventionen wirksam zu machen, sind allerdings selbst Kurzinterventionen. Die Folgenden haben sich besonders bewährt.

1. Erfahrungsgemäß ist es nützlich, wenn beim Klienten eine Erwartungshaltung, verbunden mit Neugier und Spannung, aufgebaut wird. Man kann etwa
   - den Klienten darauf hinweisen, dass vom telefonischen Vorgespräch bis zur ersten Sitzung meist bereits signifikante Verbesserungen stattfinden, und ihn bitten, diese zu beobachten[9],
   - einen »womöglich überraschend schnellen« Prozess ankündigen oder die Wirkung einer angekündigten Intervention vorher als »wahrscheinlich sehr verblüffend« bezeichnen,
   - bedauern, dass man »mit Ihnen nicht viel Geld verdienen« wird,
   - mit Mimik, Gestik, Atem und Stimme vor und während zentraler Interventionen Neugier und freudige Erwartung zeigen,
   - wahrnehmbare Unterschiede im spontanen Verhalten des Klienten beschreiben und dann erwartungsvolle Fragen stellen: »Ich sehe, Sie atmen jetzt viel tiefer. Was ist hier anders?«,
   - erleichtert ausatmen, um das Unbewusste des Klienten zum Miterleben von Erleichterung einzuladen.

9 Prior 2007, 82 ff.

2. In traumatisierenden Situationen erlernen Menschen in Sekunden neue, oft ungünstige Verhaltensmuster, die sie jahrzehntelang stabil aufrechterhalten, auch wenn sie vergessen haben, was der Auslöser des Verhaltens war. Warum sollte man nicht ebenso innerhalb von Sekunden hilfreiche neue Muster erlernen, die ein Leben lang halten? Die Effizienz von Kurzinterventionen steigert sich in dem Maß, in dem die Therapie
   - emotional erfahrbar,
   - sinnlich wahrnehmbar (also sichtbar, hörbar, fühlbar),
   - räumlich erlebbar,
   - handlungsorientiert und
   - dramatisch inszeniert wird.

Diese Elemente treten bereits in der Geschichte Naamans deutlich hervor, sie sind zentrale Aspekte vieler Therapien Milton Ericksons und lassen sich in der therapeutischen Arbeit in vielfältiger Weise bestätigen.

Dass die Therapie emotional und dramatisch gestaltet sein darf, bedeutet nicht, dass die Therapie von schmerzlichen Erinnerungen auch schmerzhaft sein müsste, um zu wirken. Es ist nie hilfreich, die Klienten während der Therapie in eine Situation zu bringen, in der sie belastende Erfahrungen nochmals mit den Gefühlen von damals durchleben müssten, und es ist immer möglich, eine Traumatherapie so zu gestalten, dass der Klient nicht nochmals großem Schmerz ausgesetzt zu werden braucht.

3. Die Nachhaltigkeit der Therapiewirkung ist in der Regel proportional dazu, wie frei von Zweifeln der Klient am

Stundenende den Raum verlässt. Daher bewährt es sich, skeptische Seiten des Klienten interessiert und wertschätzend aufzugreifen und

- sie als »Leibwächter zum Schutz vor Enttäuschung«, als »inneren Wissenschaftler« oder »Qualitätsmanager« zu utilisieren,
- ihre gute Intention von den paradoxen Ergebnissen zu unterscheiden,
- sie als »bisherigen etwaigen inneren Skeptiker« in die Vergangenheit und Irrealität zu dissoziieren,
- dem »inneren Skeptiker« als einem »äußeren Beobachter« einen Platz im Raum außerhalb des Körpers des Klienten zuzuweisen,
- dem, »der noch Einwände hat«, einen Posten als »Minister für Zuversicht« oder »Wissenschaftsminister« anzubieten sowie
- skeptische Tendenzen durch Förderung von »Skepsis gegenüber der Skepsis« freundlich zu unterminieren[10].

4. Zuweilen vergessen wir, dass ein Klient auch »äußeren Skeptikern« begegnet: seinen Eltern, seiner Frau, der Hausärztin, dem Psychiater, einem zweiten Psychotherapeuten, dem Heilpraktiker, der Betreuerin, der Selbsthilfegruppe, dem Handleser, seinen Mitpatienten und den Experten in seinem Internetforum. Die Nachhaltigkeit der Arbeit hängt davon ab, ob er weiter mit der Stabi-

---

10 Weitere Möglichkeiten, skeptische Impulse des Klienten wertschätzend aufzugreifen und zu utilisieren, nennt Meiss 2016, 173 ff.

lität des Erreichten rechnet, wenn andere für ihn wichtige Autoritäten das Ergebnis implizit oder explizit in Zweifel ziehen. Folgendes kann hilfreich sein:

- Der oder die Beratende kann sinngemäß ausdrücken: »Sie haben die Wirkung der Therapie am eigenen Leib erfahren. Es ist verständlich, dass Ihre Frau nicht damit rechnet, dass das so schnell gehen kann, wie Sie es erlebt haben. Auch unter Ärzten und Therapeuten ist das wenig bekannt. Wäre es für Sie in Ordnung, wenn Sie mit Ihrer Seele vereinbaren: ›Die können das jetzt noch nicht wissen. Ich muss ein bisschen geduldig mit ihnen sein. Die merken das dann etwas später‹?«
- Bei stationär behandelten Patienten gibt es eine netzförmige Verstärkung zwischen der Selbstsicht der Patienten und der Sicht des Personals auf sie, anders gesagt, zwischen dem verbalen und nonverbalen Verhalten des Patienten und dem des Personals. In dem Maß, in dem er als hilfsbedürftig (krank, süchtig etc.) betrachtet und behandelt wird, wird er sich als hilfsbedürftig (krank, süchtig etc.) verhalten und umgekehrt. Hier lohnt es sich, Zuversicht auf beiden Seiten zu verbreiten. Solche Anpassungs- und Verstärkungseffekte gibt es natürlich auch zwischen den Sichtweisen der verschiedenen Mitglieder des Personals. Man kann zum Personal (und ähnlich zum Patienten) sagen: »Ich habe Dinge beobachtet, die mich vermuten lassen, dass Sie diesen Patienten nächste Woche entlassen können. Wenn Sie möchten, schauen Sie doch einmal darauf!« Wahrscheinlich verbessert sich danach das Befinden des Patienten mit der deutlichen

Tendenz zu einer Verkürzung seines Aufenthalts, so wie es angekündigt wurde.

- Ambulant geschieht das Gleiche, wenn man nicht nur dem Kind in der Therapie die Zuversicht gibt, dass es eine gute, schnelle Entwicklung durchläuft, sondern anschließend am Telefon den Eltern gegenüber die gleiche Erwartung äußert und sie bittet, die Veränderungen wahrzunehmen.

5. Bevor man Interventionen einführen kann, die in Richtung auf Veränderung zielen, ist es oft nötig, das Leiden des Klienten in seiner Situation anzuerkennen und zu würdigen. Dazu braucht es nicht unbedingt viele Worte:
   - »Ich sehe, wie sehr Sie leiden. Wenn ich etwas dafür tun dürfte, damit es Ihnen schon möglichst bald etwas besser ginge, würde ich gerne …«
   - »Viele Klienten und auch manche Therapeuten denken, je länger man gelitten hat, desto länger müsste die Therapie dauern, je schwieriger das Problem sei, desto aufwendiger müsste die Therapie sein, und je schlimmer es war, desto anstrengender sei die Therapie. Zum Glück stimmt das nicht. Die Schwere oder Dauer der Belastung hat nichts mit der Komplexität oder Dauer der Therapie zu tun. Oft ist es gerade umgekehrt: Da lassen sich alte und schwere Traumatisierungen erstaunlich schnell auflösen.«
   - »Vielleicht sagt eine innere Stimme zu Ihnen: ›Wenn es so leicht wäre, hätte ich doch selbst drauf kommen müssen.‹ Vielleicht kommt man gerade deshalb nicht drauf, weil man so sehr leidet, und vielleicht

sieht die Lösung zwar am Ende einfach aus, aber eben das Draufkommen war das Schwierige daran.«

- »Ich hoffe, dass es in Ordnung ist, das so auszudrücken, sonst sagen Sie es mir bitte. Ich frage mich, was Ihr Vater in seiner Kindheit erlitten haben muss, bevor er zu dem Menschen wurde, der Ihnen so etwas Furchtbares angetan hat.«

6. Will man überraschende Interventionen einführen abseits dessen, womit der Klient rechnet, empfiehlt es sich, dem Klienten deutlich zu machen, dass der Therapeut ihn und sich selbst ernst nimmt, vielleicht auch, vom Klienten die Erlaubnis einzuholen, etwas Ungewöhnliches zu probieren:
   - »Ich weiß, dass Sie das ›sinkende Schiff‹ Ihres Lebens als Bild und nicht wörtlich meinen, aber wenn Sie sich dieses Schiff einmal ganz bildhaft-anschaulich vorstellen, wie sieht es für Sie aus?«
   - »Ich möchte Sie zu etwas einladen, wofür Sie mich vielleicht für verrückt erklären. Ich tue das nur, weil es effektiver ist als manches, was Sie vielleicht normal finden würden. Ist das in Ordnung?«
   - »Ich möchte dir gern eine Geschichte erzählen, ich fürchte nur ein bisschen, dass du dann denkst, ich hätte übersehen, dass du kein Kind mehr bist. Allerdings kommt die Geschichte eher aus der Welt der Paartherapie. Man kann sie auch in der medizinischen Hypnose verwenden. Darf ich sie dir erzählen?«
   - »Es gibt eine Methode mit Lego, die in der Kindertherapie sehr wirksam ist. Ich denke, das kann ich mit

Ihnen wirklich nicht gut machen. Wir sind ja keine Kinder mehr, oder was meinen Sie?«

- »Ich kann Ihnen hierfür eine vernünftige, langsame und meistens ineffektive Methode anbieten oder eine seltsame, unvernünftige, verrückte, dafür schnelle Methode. Welche sollen wir nehmen?«
- »Es kann sein, dass ich Sie öfter unterbreche, nicht, weil ich unhöflich bin oder es mich nicht interessiert, was Sie sagen, sondern damit wir möglichst schnell vorankommen. Ist das für Sie okay?«

7. Als hilfreich hat es sich erwiesen, vom Klienten berichtete Rückschläge positiv neu zu deuten:
   - »Sie sagen, zwei Tage hat die Wirkung der Therapiestunde angehalten, danach war es wieder schlecht. Meistens ist es so, dass die Wirkung nach zwei bis drei Tagen nachlässt, aber noch besser ist als vor der Therapie. Das pendelt sich so zwischendrin ein. Wir sollten heute etwas dafür tun, dass Sie möglichst 80, 90 oder 95 % des Ergebnisses behalten. Was meinen Sie dazu?«
   - »Wenn es tatsächlich schlechter geworden ist, als es vor der Therapie war, gab es normalerweise ein Ereignis, das dafür verantwortlich war. Das sollten wir dann in die Arbeit einbeziehen. Ab wann genau wurde es schlechter? Was war an diesem Tag und am Tag davor?«
   - »Wir haben in der letzten Stunde etwas gegen diese Starre getan, aber offensichtlich nicht genug gegen die Wucht der Trauer, die dahinter stand. Dann ist es wichtig, dass wir uns darum kümmern.«

Es gibt also Kontextbedingungen, die die Wirkung von Grüßen begünstigen. Grundsätzlich vorteilhaft ist es,

- beim jeweils aktuellen Erleben des Klienten anzuknüpfen,
- positive Erwartungen aufzubauen,
- eine Neugier-, Such- und Lernhaltung zu fördern,
- Skepsis, Stress- und Defiziterleben zu destabilisieren,
- aufkommende Zuversicht zu stabilisieren und
- jede Art von Ressourcen- und Lösungserleben zu fördern.

Interventionen, die in diese Richtung wirken, können immer auch im Stil von Grüßen an die Seele gestaltet werden. Es kann also auch eine Vielzahl von Grüßen als Netz von hilfreichen Interventionen, die sich gegenseitig stabilisieren, an das Unbewusste geschickt werden.

Die Struktur der Grüße

Üblicherweise haben Grüße einen Absender, einen Überbringer und einen Adressaten. Des Weiteren kann man zwischen dissoziativen, assoziativen und transformativen Grüßen unterscheiden.

Als dissoziativ bezeichne ich einen Gruß, der bisher eher verbundene Teile des Erlebens voneinander trennt:

»Richten Sie Ihrer Trauer bitte aus, die Liebe, Treue und Beständigkeit kann unabhängig vom Schmerz und Energieverlust gelebt werden. Die Liebe darf viel größer sein als der

Schmerz, und die Werte können viel mehr gelebt werden als die bisherigen Nebenwirkungen.«

Als assoziativ bezeichne ich einen Gruß, der bisher eher getrennt erlebte Dinge miteinander verbindet:

»Sag deinem Körper, er kann während jeder Schulstunde Fußball spielen gegen die Mannschaften der Langeweile. Ein Schultag mit sechs Stunden ist ein Turnier gegen sechs Mannschaften. Immer wenn du auftauchst und nicht mehr weißt, was eben gesagt wurde, hat die Langeweile gewonnen. Immer wenn du dich meldest und drankommst, hast du ein Tor geschossen.«

Als transformativ bezeichne ich einen Gruß, der Dinge nicht verknüpft oder trennt, sondern in einer Art innerem Film fließend vom belastenden zum befreienden Erleben verändert:

»Grüße dein Selbstbewusstsein bitte von derjenigen verborgenen Person in dir, die insgeheim weiß, was du wirklich drauf hast: Es ist wie eine kleine grüne Knospe, aus der eine große Rose wird. Was ist deine Lieblingsfarbe?«

Herausgestellte und hereingeholte Leute

Oft greife ich bei Grüßen auf die Vorstellung von »inneren Personen« zurück, die aus dem Klienten herausgestellt werden können, oder von Personen, die der Klient sein könnte, die »aus der Welt der unbegrenzten Möglichkeiten« in den Raum hereingeholt werden und mit denen der Klient eins werden kann. Solche Personen werden individuell nach der Zielsetzung und dem aktuell anzunehmenden Bedarf definiert. Sie tauchen als Adressaten oder Überbringer eines Grußes auf, oder sie veranschaulichen eine aktuelle Situation des Klienten, auf die der Gruß Bezug nimmt.

Die herausgestellten Personen werden mit größter Wertschätzung behandelt. Ansonsten können sie, wenn das dem Klienten besser tut, auf Dauer draußen bleiben. In der Welt des Geistes ist jedes Draußen nur ein anderes Drinnen.

Entsprechend können Lebensmöglichkeiten des Klienten als Personen imaginiert, in den Raum hereingeholt und mit dem Erleben des Klienten identifiziert werden. Der Klient kann sich als eine Person erleben, die er sein könnte, auch wenn er diese Person bisher nie war. Wenn sich ein solches Erleben aus der Sicht des Klienten bewährt, kann es stabilisiert werden. So könnte »aus der Welt der Möglichkeiten einschließlich der vermeintlichen Unmöglichkeiten« derjenige hereingerufen werden, »der du wärest, wenn all das Schlimme nie passiert wäre, und der du, wenn du dich hineinversetzt, gefühlt auch bist«. Der Klient kann sich das Erleben dieser Person schrittweise aneignen, bis er es schließlich als sein eigenes erfährt.

Und schließlich können innerhalb eines Grußes aus dem Klienten herausgestellte personifizierte Belastungen in einem mentalen Kurzfilm in entlastende Lebensmöglichkeiten transformiert werden[11].

---

11 Diese Art der Arbeit mit personifizierten Lebensmöglichkeiten wird in Hammel 2015 b ausführlich dargestellt.

Die Sprache der Grüße

Die Sprache, die hier gebraucht wird, orientiert sich an Erfahrungen aus dem Bereich der Hypnotherapie.

Manche Grüße sind komplex formuliert. Wenn man sie einfach formuliert, funktioniert es auch … Ein großer Teil der Verfeinerungen dient dazu, die Effektivität der Grüße weiter zu erhöhen oder mehrere Schritte, die zusammengehören, in einem Schritt zusammenzufassen.

Gelegentlich fragen Seminarteilnehmer, ob so kompliziert formulierte Grüße überhaupt noch vom Klienten verstanden und umgesetzt werden. Meiner Beobachtung nach tut es der Verwirklichung der Grußbotschaft keinen Abbruch, wenn Grüße so aufwendig formuliert sind, dass der Klient das Gesagte nicht mehr bewusst verfolgen kann. Unüberschaubar komplizierte Grüße stellen eine Tranceinduktion durch Konfusion dar, die die Umsetzung des Gesagten fördert[12]. Meiner Erfahrung nach sind beliebig lange Aneinanderreihungen von Grußinhalten und alle denkbaren Kombinationen von dissoziativen, assoziativen und transformativen Grüßen möglich und effektiv.

Ähnlich verhält es sich, wenn man (vielleicht, nachdem man den Klienten dafür um Erlaubnis gebeten hat) Grußbotschaften in sehr hoher Geschwindigkeit aneinanderreiht, sodass es ausgeschlossen ist, dass der Klient die Ein-

12 Vgl. etwa die Ausführungen zur doppelten Kopplung in Hammel 2011, 218 ff.

zelheiten noch bewusst aufnehmen kann. Die enthaltenen Botschaften werden dennoch umgesetzt[13].

Was über dissoziative und assoziative Grußbotschaften gesagt wurde, ist natürlich zu einem großen Teil eine Frage der verbalen Sprache. Hier möchte ich auf einige Grundsätze des Sprachgebrauchs zur Gestaltung dissoziativer und assoziativer Grüße eingehen.

Probleme trennen, Lösungen verbinden

Bei der Formulierung von Grüßen folge ich der Regel »Probleme trennen, Lösungen verbinden«.

»Probleme trennen« heißt,

1. ein Problem, das als *eines* erscheint, in Teilaspekte zu gliedern,
2. Probleme, die schon als mehrere dargestellt werden, noch stärker voneinander zu unterscheiden,
3. Probleme vom Ich-Erleben trennen, sie vom Hier, Jetzt und Ist trennen und in Begriffen von Er, Dort, Damals und Wäre beschreiben,
4. Probleme von Ressourcen und belastende Problemaspekte von potentiell hilfreichen zu unterscheiden.

13 Zur Überprüfung der Umsetzung von Grüßen kann man den Gruß »Der Vorher-Nachher-Test« aus dem Abschnitt über Trauma verwenden.

»Lösungen verbinden« heißt,

1. Lösungs- und Ressourcenerleben zu stärken, es als wichtig, intensiv, aktuell, plausibel und relevant hervorzuheben,
2. mehrere Ressourcen assoziativ zu verbinden,
3. Ressourcen mit dem aktuellen Ich- und Realitätserleben zu identifizieren,
4. verstärkte Ressourcen mit dem zergliederten Problemerleben zu verknüpfen.

Mit Signalwörtern werden Begriffe, die eng mit dem bearbeiteten Problem verbunden sind, vom Ich-Erleben getrennt. Man redet also nicht von »Schmerzen«, sondern eher von »etwaigen« oder »bisherigen Schmerzen«.

Entsprechend werden Begriffe, die mit dem angestrebten Lösungserleben verbunden sind, ans Ich-Erleben angeknüpft. Statt von »Ihren Schmerzen« wird man eher von »Ihrem Wunsch nach Linderung und einer Verbesserung Ihres Befindens« sprechen.

In ähnlicher Weise können Lösungsaspekte assoziiert und Problemaspekte dissoziiert werden, indem wir zurückgreifen auf

- grammatische Konstruktionen wie Indikativ und Konjunktiv,
- Adverbiale etwa des Ortes, der Zeit, der Art und Weise, Vergangenheits-, Gegenwarts- und Zukunftsformen, die erste, zweite und dritte Person,
- indirekte Rede sowie auf Mittel der Konkretion und Abstraktion.

Elemente des Problemerlebens kann man also mit Signalworten voneinander und vom Ich-Erleben trennen. Sie werden dissoziiert …

1. in die dritte Person mit »jemand«, »Ihr Körper«, »ein Teil von Ihnen«,
2. räumlich mit Begriffen wie »dort«, »irgendwo«, »außerhalb von Ihnen«,
3. zeitlich mit Begriffen wie »bisher«, »war«, »in 100 Jahren«,
4. in die Irrealität mit »wäre«, »etwaig«, »theoretisch«, »angenommen«,
5. auf eine andere Wirklichkeitsebene mit »Sie sagen …«, »Man sagt …«,
6. in die Abstraktion mit »diese Symptomatik«, »solche Phänomene«,
7. ins Gegenteil mit »nicht gut«, »sehr unangenehm«, »Unbehagen«.

Entsprechend werden Elemente des Lösungserlebens durch Signalworte miteinander und mit dem Ich-Erleben verbunden. Man assoziiert sie …

1. durch Gebrauch der zweiten Person mit »Du« oder »Sie«,
2. räumlich mit Begriffen wie »hier«, »in Ihnen«, »auf Ihrem Platz«,
3. zeitlich mit Begriffen wie »jetzt«, »ab jetzt«, »für immer«, »zeitlos wahr«,
4. mit der Realität durch »ist«, »wirklich«, »tatsächlich«, »bemerkenswert«,

5. mit ursprünglichem Erleben durch »Sie fühlen«, »Sie nehmen wahr«,
6. mit Konkretion durch Begriffe wie »dieses bestimmte«, »genau dieses«,
7. mit positiven Formulierungen: »angenehm«, »genießen«, »Vertrauen«.

Der Gebrauch der zweiten und dritten Person hat unterschiedliche Wirkungen.

Zum einen werden Probleme weniger intensiv erlebt, wenn sie in der dritten Person beschrieben werden (»Ihr Körper hat Schmerzen«), als wenn sie in der zweiten Person beschrieben werden (»Sie haben Schmerzen«).

Zum anderen wird mit der zweiten Person eher das Bewusste mit seinen begrenzten Möglichkeiten angesprochen, mit der dritten Person eher das Unbewusste, das über ein wesentlich größeres Gestaltungspotential verfügt. Entsprechend protestieren und diskutieren Klienten viel, wenn wir suggestive Botschaften in der zweiten Person geben, und wenig, wenn wir die dritte Person gebrauchen. Beispielsweise würde ein Klient wahrscheinlich protestieren, wenn wir ihn bäten: »Wer weiß? Probieren Sie doch mal mit weniger Schmerzen und mehr Behagen gesund zu werden!« Möglicherweise würde er mehr Zuversicht entwickeln, wenn wir sagten: »Wer weiß? Grüßen Sie doch Ihren Körper, dass er mal guckt, wie er dieselbe Heilung mit weniger Schmerzen und mehr Behagen produzieren kann!« Suggestionen, die in der dritten Person formuliert sind, werden nach meiner Beobachtung häufiger und konsequenter vom Organismus realisiert.

Daher kann die dritte Person auch gebraucht werden, um potentiell hilfreiche Ideen einzuführen und dabei Einwände zu umgehen, die eine aufzubauende Hoffnung oder neue Lernerfahrung ansonsten im Keim ersticken könnten: »Sagen Sie Ihrem Arm einen schönen Gruß: Wenn er sein Wohlbefinden einmal probeweise auf den Rücken ausdehnt, dem es bisher nicht gut ging …« Nachdem das positive Erleben einmal gut etabliert ist, können wir es natürlich festigen, indem wir zur zweiten Person zurückkehren: »Wenn Ihr Rücken sich vorstellt, dieses gute Gefühl so zu erleben, als hätte er sich seit Monaten nur so gefühlt, und Sie in den Rücken hineinspüren, was ist dann jetzt schon ganz anders?«

Entsprechend können wir skeptischen Instanzen begegnen, indem wir den Klienten das Gute in einer fiktiven Zukunft oder auf einer sekundären Wirklichkeitsebene erleben lassen und dann in die Gegenwart und zum unmittelbaren Erleben übergehen: »Wenn Sie sich vorstellen, in irgendeiner fernen oder nahen Zukunft geht es Ihrem Rücken gut. Wie *ist* dann Ihre Körperhaltung? Wie schauen Sie dann? Was machen Sie öfter als vorher?«

In gleicher Weise wird mit Konjunktiv und Indikativ verfahren. Möchten wir einen Klienten einladen, mit neuen Möglichkeiten zu rechnen, diese zu erproben und die Wirkungen zu überprüfen, können wir solche Ideen mit »Angenommen, …« und »Es könnte ja theoretisch sein …« im Konjunktiv einführen, um dann, sobald der Satz als scheinbar nur fiktive Annahme den skeptischen Leibwächter des Klienten passiert hat, in den Indikativ überzugehen: »Und wenn Sie sich das vorstellen, wie fühlt sich das an?

Was können Sie tun, wenn Sie sich so fühlen, was vorher vielleicht nicht möglich gewesen wäre?«

Metaphern und Sprachbilder

Die eben gebrauchte Leibwächter-Metapher macht deutlich, dass Vorgänge wie diese auch in Metaphern, Parabeln und anschaulichen Beispielen aus dem menschlichen Leben, aus Natur und Technik dargestellt werden können. Der Leibwächter kann natürlich persönlich angesprochen und gegrüßt werden:

> »Wenn da so ein Wächter auf Sie aufpassen würde, der vielleicht möchte, dass Sie nicht enttäuscht werden, der macht seine Arbeit sicher sehr gründlich, oder? Könnten Sie ihn bitten, dass er zusätzlich darauf aufpasst, dass er nicht versehentlich Enttäuschungen produziert, indem er Sie vor angeblichen Enttäuschungen warnt, vielleicht auch dann, wenn eine Sache sich ansonsten gut entwickelt hätte – dass er das bitte ausschließt?«

Das wäre ein Rollenmodell für Vorgänge im Organismus. Man kann auch Funktionsmodelle gebrauchen:

> »Was ist und was wäre, ist nicht so eindeutig, wie es scheint. Alles ist und alles wäre. Jeder Mensch sieht das anders. ›Ist‹ und ›Wäre‹ sind eigentlich zwei Kisten in Ihrem Gehirn. Es könnte wichtig sein, ungute Lebens-

haltungen und Erwartungen und Lebensdeutungen, die bisher in der Ist-Kiste waren, in die Wäre-Kiste zu bringen, und gute Erwartungen und Deutungen, die bisher in der Wäre-Kiste waren, in die Ist-Kiste zu bringen. Ihr bewusstes Denken kann das vielleicht nicht, aber Ihr Unbewusstes wird wissen, wie das geht. Sagen Sie Ihrem Gehirn bitte einen Gruß, dass es die neue Sortierung jetzt schon vorbereitet. Wir kümmern uns später darum und machen erst mal etwas anderes …«

Was zunächst anhand des Gebrauchs von Signalworten und grammatikalischer Konstruktionen und dann an zwei Beispielen zum Gebrauch bildhafter Modelle geschildert wurde, geschieht ebenso im Gebrauch der Stimme, der Sprechweise und der ganzen Körpersprache.

Die Nutzung des Nonverbalen

Der Inhalt eines Grußes wird von der Körpersprache, der Stimme und Sprechweise maßgeblich mitbestimmt. Die Wirkung eines Grußes kann verstärkt werden, indem man die Hände so verwendet, als ob man Dinge auseinanderbaut, zusammensetzt, verkleinert, vergrößert oder anderweitig umgestaltet.

Wir könnten sagen: »Richten Sie Ihrer trauernden Seele bitte aus: Die Liebe und Treue in Ihnen darf groß sein und bleiben, und den Schmerz kann sie unabhängig davon regulieren, also womöglich kleiner sein lassen, als die Liebe und

Treue groß sind.« Während wir von »Liebe und Treue« reden, könnten wir mit den Händen auf der rechten Körperseite »groß« anzeigen und dann bei »Schmerz« mit den Händen und dem Blick auf die andere Seite wechseln und ihn, mit den Händen dargestellt, »kleiner sein lassen«. Wenn wir dann nochmals von »Liebe und Treue« sprechen, wenden wir den Blick plötzlich wieder nach rechts und zeigen auf der rechten Seite wieder mit den Händen, wie »groß« die Liebe dort ist.

Mit Handbewegungen kann man darstellen, wie Teile des Erlebens verformt, vervielfältigt, in andere Bereiche verschoben, aus verschiedenen Bereichen gesammelt und an einen gemeinsamen Ort gebracht werden. Man kann Belastungen in Kartons oder Schubladen stecken, kann diese achtsam oder impulsiv schließen, um den Inhalt dann später bei Bedarf wieder an einen anderen Ort zu bringen.

Um solche Prozesse mittels Kopf-, Hand- und Augenbewegungen darzustellen, ist es sinnvoll, während der Arbeit öfter die Aufmerksamkeit vom Inhalt des Gesagten abzuziehen und sie der eigenen Mimik und Gestik während des Sprechens zuzuwenden.

Mit der Stimme kann man Einfluss auf die Entwicklung einer positiven Erwartungshaltung nehmen. Man kann im ersten Teil eines Satzes mit leiser, tiefer Stimme das bisherige Symptomerleben beiläufig anerkennen und im zweiten Teil mit kräftiger, zuversichtlicher Stimme davon reden, dass wir noch nicht in der Zukunft zu Besuch waren. Durch den Gebrauch von zwei unterschiedlichen Sprechweisen unterscheiden wir die Gewissheit der Erinnerung von der vermeintlichen Gewissheit der Erwartung. Im Raum steht also, dass die Zukunft besser sein könnte als erwartet. Diese möglicherweise gute Zukunft stellen wir durch den Gebrauch der Stimme auf Vorrang vor die unerfreuliche Erinnerung. All das geschieht, ohne dass es in Diskussionen zerredet werden könnte, weil die beschriebenen Prozesse überwiegend unbewusst ablaufen[14].

Grußabsender

Grußabsender ist meistens der Therapeut: »Grüßen Sie bitte Ihre linke Hand …«

Natürlich sind Varianten möglich:

> Meine Katze lässt Ihre Zellen herzlich grüßen, das hat nichts mit ihr zu tun. Das mit der Katzenhaarallergie war ein Missverständnis Ihres Organismus …

Oder auch:

> Ihre rechte Hand kann Ihre linke grüßen und ihr sagen, sie kann von ihr lernen, wie man so einen schönen beweglichen Daumen hat. Meinen Sie, das ist für die rechte Hand in Ordnung, der linken so einen Gruß auszurichten?

---

14 Kommentierte Beispiele für diesen Einsatz von Körpersprache, Stimme und Sprechweise finden sich bei Hammel 2011 a, 197 ff., 245 ff., sowie in den Demonstrationen auf Seminar-DVDs.

Bei solchen Mehrfachdissoziationen wird vor allem das Bewusstsein des Klienten mit seinen möglichen Einwänden ausgeschaltet, ob denn die linke Hand von der rechten lernen kann, wie man den Daumen beweglich bekommt. Und oft – wenn die Einwände beiseite bleiben – geht das doch![15]

Grußüberbringer

Meist ist der Klient der Übermittler von Grüßen, die der Therapeut an eine Instanz in ihm ausrichten lässt: »Sagen Sie Ihrer Seele doch bitte einen Gruß …«

Natürlich kann man auch sagen:

»Liebe rechte Hand, würdest du bitte der linken ausrichten …«

Indem wir Instanzen wie die Hand, über die wir normalerweise in der dritten Person und als Objekt sprechen würden, in der zweiten Person und als Subjekt ansprechen, dissoziieren wir die Hand vom Ich-Erleben des Klienten. Die Hand wird der Kontrolle des Bewussten mit seinen begrenzten Möglichkeiten teilweise entzogen und als handelnde Instanz des Unbewussten mit seinen eher unbegrenzten Möglichkeiten gesehen.

Ebenso ist es möglich, denjenigen Menschen »der du jetzt bist, als der du dich gut fühlst«, mit einer Botschaft zu dem Menschen zu schicken, »der du damals warst« oder »der du in einiger Zeit sein wirst«.

15 Hammel 2011a, 62f.

Schließlich kann man auch einen Engel oder einen geliebten verstorbenen Menschen als Übermittler schicken: »Ich schicke dir einen Engel mit, der dich tröstet, wenn …«[16] Ob man das als mentales Arrangement oder als spirituelle Praxis sieht, kann der jeweiligen Haltung des Therapeuten und – mehr noch – des Klienten überlassen bleiben.

Grußadressaten

Die Adressaten der Grüße sind Instanzen in der dritten Person. Spreche ich den Klienten mit »Sie« an, fühlt er sich eher mit seinem bewussten Denken und Erleben angesprochen. Unterscheide ich von diesem »Sie« Instanzen wie »Ihr Gehirn«, »Ihre Seele«, »Ihr Immunsystem«, so reagieren eher Bereiche des unwillkürlichen, unbewussten Erlebens. In diesem Bereich bestehen viele Handlungsmöglichkeiten, die uns bewusst nicht zugänglich sind.

Statt Instanzen wie »Seele«, »Angst«, »Lunge« oder »Gehirn« können auch Instanzen erfunden werden, die dann vom Organismus offenbar aufgefunden oder spontan erzeugt werden. Im Kapitel über Sucht wird etwa ein Gruß an diejenige ausgerichtet, die »weiß, was ein gesundes Gewicht ist«.

Klienten können gebeten werden: »Richten Sie doch bitte in Gedanken Ihrer verstorbenen Mutter aus …«, »Bitten Sie

16 Vgl. im Abschnitt zu Paar- und Familientherapie den »Himmlischen Hausaufgabenhelfer« sowie die Abschiedsformel »Ich schicke dir einen Engel mit auf den Weg« in Hammel 2006, 22.

doch einmal Ihren Großvater in der Welt da drüben um einen Gefallen ...« oder auch ganz diesseitig: »Grüßen Sie bitte das Bild Ihres Vaters in sich, also sozusagen den Vater in Ihnen ...«

Um das Immunsystem zu stärken, kann den Bakterien durch einen Gruß ein Gegenangriff angekündigt werden, oder sie können von ihrer Arbeit freigestellt und in Urlaub geschickt werden – aus dem Körper heraus. Auch wenn die Bakterien den Gruß nicht hören, wird sich das Immunsystem danach richten.

Werden Metaphern oder Parabeln genutzt, können metaphorische Figuren gegrüßt werden, und der Organismus findet oder erzeugt eine Instanz in sich, die dieser Person entspricht. Im Kapitel zur Muskulatur findet sich der folgende Gruß:

> »Wenn ein Segelschiff einen Sturm überstanden hat, fährt es zum Dock, und die ganze Takelage wird neu verspannt. Die Taue werden gelöst und gespannt und wieder gelöst und neu gespannt, immer wieder, bis alles stimmt. Richten Sie den Arbeitern bitte aus, dass sie eine bewundernswerte Arbeit machen!«

Hier werden unbewusste Instanzen als Dockarbeiter angesprochen. Man kann aber auch die eigenen Metaphern der Klienten verwenden. Bei einer Klientin, die sich als »Angsthase« bezeichnet, könnte man denselben ebenso wie den »Muthasen« mit Grüßen bedenken, beim »Mauerblümchen« die »vollendete Blüte in ihrer wahren, tiefen, ganzen Schönheit« und so weiter.

Immer wieder werde ich gefragt: Was ist der Unterschied, ob man »das Gehirn«, »Ihre Seele«, »Ihr Inneres« oder »das Unbewusste« grüßt? Sicherlich macht es einen Unterschied, ob man das »Bein« oder die »Trauer« grüßt. Es wird sich jeweils eine andere Instanz angesprochen fühlen und reagieren. Bei weit gefassten Begriffen wie »Gehirn« und »Seele« habe ich bisher keine signifikanten Unterschiede in der Wirkung festgestellt. Allerdings utilisiere ich bei der Wahl der Grußadressaten die individuellen Vorlieben der Klienten. Bei spirituell orientierten Menschen spreche ich beispielsweise eher die »Seele« an, bei wissenschaftsinteressierten Menschen eher das Gehirn und bei Menschen, die nach Hypnose gefragt haben, eher »das Unbewusste«.

Die Artikel »der«, »die«, »das« wirken stärker dissoziierend als »Ihr«, was durchaus nützlich ist, aber dafür vermittelt »Ihr« ein stärkeres Gefühl von persönlicher Relevanz und Verbundenheit des Therapeuten mit den Anliegen des Klienten. Sage ich also »der Tinnitus«, unterscheide ich stärker zwischen dem Klienten und seinem Symptom, als wenn ich »Ihr Tinnitus« sage. Damit lade ich ihn auch mehr zu dieser Unterscheidung ein und begünstige möglicherweise bei ihm die Erwartung, dass es ein Leben ohne Leiden an diesem Symptom geben kann.

In vielen Fällen hat die Wahl des Adressaten aber auch etwas mit dem Anliegen des Klienten und dem Ziel der Therapie zu tun.

Ist das Ziel Schmerzreduktion, werde ich eher den Körper oder das betroffene Körperteil als Adressaten wählen, um diese vom möglicherweise skeptischen Ich-Erleben des

Klienten zu unterscheiden. Ich werde die suggestiven Botschaften solcher skeptischer Instanzen von der Kommunikation im und mit dem Körper trennen und gleichzeitig die Instanzen des Körpers zum Handeln stimulieren, unabhängig von den skeptischen Instanzen.

Ist das Ziel die Veränderung von Schlafverhalten, etwa die Überwindung von Schlafapnoe, werde ich vielleicht das Schlaf-Ich des Klienten grüßen, damit Instanzen, die im Schlaf wirken, aktiviert werden, auch wenn sie dem Wachbewusstsein des Klienten fast unbekannt sind.

Im Gespräch mit einem Psychosepatienten werde ich mit seinem Traum-Ich sprechen, damit die Veränderungsimpulse in Bereichen wirksam werden, die weitgehend von seinem und unserem außer-psychotischen Bewusstsein abgetrennt sind. Vielleicht werde ich Boten zwischen seinem Traum-Ich und demjenigen in ihm, der die gemeinsame Realität aller Menschen kennt, hin und her schicken.

Die Reaktion auf Grüße erfragen

Im Anschluss an einen Gruß kann man öfter fragen: »Was meinen Sie, ist das für Ihr Gehirn in Ordnung?« »Ist Ihre Seele damit einverstanden?« Ein »Nein« auf solche Fragen ist eher selten, kommt aber vor und gibt dem Therapeuten Aufschluss darüber, wenn das Angebotene nicht zu den Werten und Wünschen des Klienten beziehungsweise der angesprochenen Instanz in ihm passt. Daneben scheint es mir günstig, wenn man dem Klienten und sich selbst öfter ins Gedächtnis ruft, dass er der Auftraggeber ist, dass also die angebotene Therapie zu ihm passen muss und nicht er zur Therapie.

Zuweilen antworten Klienten: »Ja, schön wäre das schon …« In diesem Fall kann zunächst mit der Skepsis gearbeitet werden (siehe die entsprechenden Grüße an skeptische Instanzen im Klienten in den Abschnitten zur Effektivität der Therapie und zu Depression). Anschließend kann der Therapeut oder die Therapeutin den vorherigen Gruß noch einmal aufgreifen – mit dem wahrscheinlichen Ergebnis, dass der Klient sinngemäß antwortet: »Ja, das ist für das Gehirn in Ordnung.«

Die Wirkung von Grüßen testen

Immer wieder ist es nützlich, die Wirkung von Grüßen sofort zu testen. Das kann mit einem einfachen Vorher-Nachher-Test unter Beobachtung der Körperreaktionen geschehen:

Beobachtung vorher:
»Entschuldigen Sie, dass ich Sie unterbreche. Als Sie von Ihrem Vater gesprochen haben, hat Ihre Stimme plötzlich gestockt, und als Sie von ›Gewalt in der Kindheit‹ geredet haben, noch mal, und Ihre Stimme war leise, wie erstickt. Darf ich Sie um etwas bitten?«

Gruß:
»Sagen Sie doch Ihrem Gehirn, es kann mit bemerkenswerter Gelassenheit Erinnerungen haben, die bisher wahr-

scheinlich sehr schlimm gewesen wären. Meinen Sie, das ist Ihrem Gehirn recht?«

Testfrage:
»Was wollten Sie über Ihren Vater und ›Gewalt in der Kindheit‹ sagen?«

Beobachtung nachher:
»Entschuldigen Sie, dass ich Sie noch mal unterbreche. Mir fällt auf, dass Sie ganz flüssig sprechen, während Sie davon erzählen, dass Ihre Stimme klar und kraftvoll klingt, dass Ihre Körperhaltung aufrechter ist, Sie höher gucken und mich fester anschauen als vorhin, als Sie anfingen, davon zu reden. Dabei gehen Sie jetzt viel mehr ins Detail. Ich finde das bemerkenswert. Ihr Gehirn hat den Gruß sofort umgesetzt. Bemerken Sie auch selbst, was jetzt anders ist als vorher?«

Solche in die Konversation eingeflochtene Tests verstärken die Wirkung von Grüßen, sichern die Qualität der therapeutischen Arbeit, schulen Auge und Ohr des Therapeuten und Klienten für nonverbales Verhalten sowie die Fähigkeit, genau auszuwerten, welche Interventionen welche Wirkung beim einzelnen Gesprächspartner oder – übertragbar – bei vielen Klienten haben.

Grüße zur Verbesserung der Therapiewirkung

Die Nachhaltigkeit der Therapie steht in einem direkten Verhältnis zu der Gewissheit des Klienten über deren Wirksamkeit am Ende der Sitzung beziehungsweise zu seiner

Bereitschaft, mit Zweifeln spielerisch umzugehen und sich von ihnen nicht beeindrucken zu lassen. Zahlreiche Interventionen mit dieser Zielsetzung werden im Abschnitt »Effektivität der Therapie« erläutert. Interventionen zum Umgang mit skeptischen Stimmen finden sich außerdem im Abschnitt zur Depression.

Natürlich gibt es von einer zur nächsten Stunde auch Überraschungen. Wenn der Klient in der Folgestunde mitteilt, dass »alles gleichgeblieben« oder »noch schlechter als vorher« sei, stellt die implizite Suggestion, die Therapie in der vorangegangenen Stunde sei unwirksam gewesen, eine mögliche Gefahr für den Therapieerfolg dar. Nach meiner Erfahrung findet sich immer eine hilfreichere Deutung als die, dass mit der Therapie selbst etwas »nicht funktioniert« hat. Wenn wir dem Phänomen auf den Grund gehen, gibt es mehrere Möglichkeiten:

1. Seine Stimme und sein Körperausdruck wirken dennoch lebendiger als vorher. Er wirkt leichter und tendenziell heiterer als in der Stunde zuvor und redet von anderen Problemen als beim letzten Mal. Die Probleme des Klienten, die beim vorigen Mal bearbeitet wurden, sind zwar gelöst, aber er ist es gewohnt, auf Probleme zu schauen, und hat aus der zweiten Reihe andere Probleme hervorgeholt, ohne bewusst zu bemerken, dass diejenigen vom vorigen Mal ihn nicht mehr belasten.
2. Der Klient wirkt traurig. Es könnte sein, dass er sich vorher in einem Erstarrungszustand befunden hat, der nun einem Erleben von Trauer gewichen ist. Dem Klienten kann die Betrachtungsweise angeboten werden, dass

Trauern einen Fortschritt gegenüber der vorigen Starre darstellt. Gemeinsam kann überlegt werden, worauf sich die Trauer bezieht und wie der Klient gut mit ihr umgehen kann.

3. Es gab seit der letzten Sitzung ein Ereignis, das das Niveau erhöht hat, auf dem der Klient herausgefordert ist. Wenn der Klient »jetzt doch wieder raucht«, könnte es zum Beispiel sein, dass er einen Trauerfall zu verarbeiten hat, der seit der letzten Sitzung eingetreten ist. Es empfiehlt sich, das Wieder-Rauchen nicht der mangelhaften therapeutischen Wirkung anzulasten, sondern dem Klienten anzubieten, dass »die Therapie so angepasst wird, dass sie Sie auch für eine Situation wie diese ausrüstet«.
4. Es kann sein, dass der Klient nicht damit gerechnet hat, dass das Leben weiterhin ein Auf und Ab ist. Hier gilt die Regel, Samstage mit Samstagen, Abende mit Abenden und Dezember mit Dezembern zu vergleichen. Wenn der Klient über ein Stimmungstief klagt, kann es zum Beispiel sein, dass er dies jedes Jahr um diese Zeit erlebt, seit vor vielen Jahren sein Kind gestorben ist. Wichtig wäre es, nicht so sehr darauf zu fokussieren, dass das Erleben sich gegenüber dem Therapiezeitpunkt verschlechtert hat, sondern wie es sich im Vergleich zum Vorjahr (oder zu anderen Wochenenden, anderen genauso kalten Dezembertagen etc.) entwickelt hat.
5. Falls alles Vorige nicht zutrifft, nutze ich Verschlechterungsanzeigen als wertvolle Hinweise darauf, dass die Therapie »noch etwas zusätzlich berücksichtigen sollte, was beim letzten Mal noch nicht bekannt war«. Mit dem

Klienten erörtere ich, welche Aspekte neu in den Blick genommen werden müssen, um zum Ziel zu kommen.

Um die unter 1. bis 5. skizzierten Neudeutungen und Neuausrichtungen anzuregen, können wir kurze Informationen zum Vorgehen anbieten und dazu auch »Grüße an die Seele« verwenden.

Ein weiterer Punkt ist fast in jeder Therapie von Bedeutung. Was ein Klient vom Ende einer Stunde bis zum Beginn der nächsten erlebt und wie er seine Erlebnisse deutet, hängt zu einem großen Teil von seinen Erwartungen an die Zeit nach der Therapiestunde ab. Erwartungen werden normalerweise aus Erinnerungen generiert. Die Erwartungen, die der Klient für die Zeit nach der Therapiestunde hat, kann er entweder aus den Erinnerungen an die Therapiestunde selbst entwickeln oder aus der Erinnerung an die Zeit davor. Oftmals berichten Klienten, die Wirkung der Therapie habe etwa drei Tage angehalten, dann sei sie verschwunden. Bei genauem Nachfragen erfahren wir, dass der Effekt nach einigen Tagen gar nicht völlig verschwunden ist, sondern sich tatsächlich zwischen dem Niveau vor der Therapie und dem kurz nach der Therapie eingependelt hat.

Um Erwartungen aus Erinnerungen zu generieren, können wir auf Erlebnisse zurückgreifen, die sich über eine lange Zeit wiederholt haben, auf besonders intensive Erlebnisse oder auf kürzlich Erlebtes, was durch seine Aktualität relevant erscheint. Modellhaft kann man sagen, Erinnerungen, die im Gehirn als »stark« (emotional intensiv), »lang« (anhaltend oder häufig erlebt) oder »neu« markiert sind, sind besonders relevant für das Generieren von Erwartung. Ein möglicher Grund für das Nachlassen der Therapiewirkung nach einigen Tagen ist, dass die Klienten kurz nach der Therapie ihre Erwartungen aus den noch frischen Erinnerungen an die Therapiesitzung beziehen, während sie nach deren Verblassen wieder zunehmend auf solche zurückgreifen, die für eine lange Zeit (oder vor langer Zeit besonders intensiv) wirksam waren. Mit dem Verblassen der Erinnerung an die guten Erfahrungen der Kategorie »neu« wächst relativ zu ihnen der Einfluss von schlechten Erinnerungen aus den Kategorien »lang« und »stark«. Die Mischung der Quellen, aus denen Erwartung generiert wird, verschiebt sich zuungunsten der guten neuen Erfahrung. Um die Relevanz der günstigen frischen Erinnerungen für das Entwickeln von Erwartungen zu stärken und die der eher ungünstigen alten Erinnerungen zu schwächen, erörtere ich mit dem Klienten zuweilen die hier beschriebenen Sachverhalte. Bei Bedarf überlege ich mit ihnen, welcher der genannten Gründe zu einem scheinbaren Nachlassen der Wirkung der Therapie geführt haben könnte.

Wie schnell und nachhaltig eine Therapie insgesamt ist, hängt nach meiner Beobachtung stark davon ab, wie weitreichend die Veränderungen sind, die in der ersten Sitzung erreicht wurden. Denn die Erinnerung an die Wirksamkeit der ersten Stunde prägt die Erwartung an die Wirkung der Folgestunden, und diese entscheidet zu einem großen Teil über das, was der Klient zusammen mit dem Therapeuten tatsächlich erreicht. Daher scheint es mir wichtig, nicht die ganze erste Stunde mit Anamnesefragen zu verbringen, wenn diese nicht bereits mit therapeutischen Interventionen verbunden sind. Um weniger Zeit in eine interventionsfreie Anamnese und mehr in veränderungswirksame Prozesse zu investieren, gibt es verschiedene Möglichkeiten.

Die Anamnesefragen und die Reaktionen auf die Antworten, die der Klient gibt, werden konsequent mit veränderungswirksamen Deutungen und Informationen verbunden. Um den Fortlauf der Arbeit nur kurz zu unterbrechen, eignet sich die Form der Grüße hierfür hervorragend.

Weil ein neutrales Erfragen von Information ohnehin nicht möglich ist, werden Anamnesefragen besser suggestiv formuliert, sodass das schmerzliche Ausgangserleben des Klienten gewürdigt und seine Aufmerksamkeit von hier aus konsequent auf Ressourcen und auf das Generieren von Neugierde und positiver Erwartung ausgerichtet wird. Interventionen im Stil der Grüße können verwendet werden, um das Unbewusste stärker als das Bewusste in die Erhebung von Information einzubinden. Das Unbewusste wird verstärkt angesprochen, wenn wir Instanzen in der dritten Person einbinden:

»Angenommen, ich würde Ihre Tochter fragen, was sie von Ihnen braucht, was würde sie sagen?«, »Was meinen Sie, was Ihr gesundes Ohr sagen würde, wenn wir es fragen, wie ihm das gelingt, gut zu hören?«, »Wenn Ihre Seele eine Villa wäre, die renoviert werden muss, und Sie machen mit einem Bauspezialisten eine Begehung, welche Arbeiten sollten an dem Haus zuerst gemacht werden und welche danach, in welcher Reihenfolge?«

Erzählen braucht Zeit. Um nicht zu viel Zeit auf Einzelheiten zu verwenden, die der Klient im Rahmen einer Anamnesephase erzählen könnte, kann ab und zu die Bitte an ihn oder sein Unbewusstes gerichtet werden, besprochene Inhalte so anzupassen, wie es den Gegebenheiten und den Bedürfnissen des Klienten besser entspricht, als der Therapeut es in Worte fassen konnte.

Die Selbstanwendung von Grüßen

Natürlich kann man auch die eigene Seele grüßen. Um ihr eine Unterscheidung von bloßen Gedankenspielen und zur Umsetzung bestimmter Suggestionen zu ermöglichen, ist es ratsam, den Unterschied zwischen beidem zu markieren. Das kann geschehen, indem wir bei Grüßen ans eigene Innere eine Anrede wie »liebe Seele«, »liebes Immunsystem« wählen, indem wir den Gruß laut aussprechen oder aber in Gedanken ein wenig innehalten, um dem Gruß mit einem Extra-Augenblick Zeit Bedeutsamkeit zu verleihen.

An der Stelle von Formulierungen wie »Sagen Sie Ihrer Seele einen schönen Gruß …« stehen dann Worte wie »Liebe Seele, lege doch bitte die Sorgen in die Nachttischschublade, bis ich mehr Information habe« oder »Hallo Kopfweh, geh bitte in den rechten großen Zeh und warte da auf mich«. Alle Grüße in diesem Buch können in dieser Weise umformuliert werden.

»Man kann sich nicht selbst therapieren« höre ich zuweilen. Ich meine, es müsste vielmehr heißen: »Mein bewusstes Denken kann den Rest von mir nicht therapieren.« Bei der Arbeit mit Grüßen wird die therapeutische Herausforderung von den bewussten Instanzen, die damit überfordert sind, an unbewusste Instanzen, die diese meistern können, delegiert. Ob das im Einzelfall eine Therapie ersetzen kann, sei dahingestellt. Zumindest ist der Wirkungsgrad selbsttherapeutischer Interventionen im Stil von Grüßen erstaunlich groß.

Wenn die Seele zurückgrüßt

Kann ein einfacher »Gruß an die Seele« eine solche Wirkung haben – wie etwa, dass ein Kind von elf Jahren von einer Nacht auf die andere anfängt, nicht mehr einzunässen und ein trockenes Bett zu haben, zum ersten Mal in seinem Leben? Wenn es so wäre, müsste das nicht längst jedem aufgefallen sein?

Denjenigen, die mit »Grüßen an die Seele« experimentieren möchten, schlage ich vor, sich genau zu merken, welche Grüße sie ausgerichtet haben, und genau zu beobachten, was daraufhin geschieht – in den Sekunden bis Minuten danach und in den Tagen bis Wochen danach.

Welche Auswirkung hat eine Botschaft, die wir mit Nachdruck an uns selbst oder andere richten, auf das anschließende Tun und Ergehen der Menschen? Mein Eindruck ist, dass nur wenige Menschen die Wirkungen von Kommunikation und Autokommunikation mit der Konsequenz beobachten, vergleichen und auswerten, die nötig wäre, um klare Antworten auf diese Frage zu erhalten.

Wenn wir mit größtmöglicher Genauigkeit beobachten und beschreiben, welche Veränderungen des Erlebens unsere Botschaften bei anderen nach sich ziehen und wie sich das äußert, in der Körpersprache, im Verhalten und in den verbalen Rückmeldungen der Menschen, denen wir begegnen, stellt sich heraus, dass jede Botschaft, die uns erreicht, eine Wirkung hat.

Soll auf diesem Weg eine lebensförderliche Veränderung erzielt werden, müssen diejenigen skeptischen Stimmen in ihrer Wirkung reduziert werden, die von innen und außen auf einen Menschen einreden und die gemeinhin dafür sorgen, dass Menschen erwarten, was sie erinnern, und so wieder bekommen, was sie bereits vorher erduldet hatten.

Wenn die Seele zurückgrüßt, tut sie das meist leise. Sie grüßt, indem sie Symptome seltener auftreten lässt, und nur der, der Acht hat auf die Frequenz ihres Auftretens, wird die Veränderung bemerken und sie durch seine aufmerksame Wahrnehmung unwillkürlich stabilisieren.

Die Seele grüßt zurück, indem sie es erreicht, dass die Symptome nur noch bei höheren Belastungsgraden als zuvor auftreten, und nur der wird es bemerken, der Montage mit Montagen und Abende mit Abenden vergleicht, der also beobachtet, ob das Symptom unter Vergleichsbedingungen zuvor ebenso stark in Erscheinung getreten wäre.

Es kann geschehen, dass der Klient sagt: »Die Symptome sind noch da« und auf genauere Nachfrage hin mitteilt: »Nicht der Kopfschmerz von der Migräne, sondern so ein Druck auf den Augen« oder »Meistens nicht der hohe Piepston, aber so ein Rauschen«.

Wenn die Seele zurückgrüßt, kann es sein, dass Klienten uns mitteilen: »Es ist genauso schlimm wie vorher!«, aber sie berichten nicht mehr über dieselben Probleme wie vorher, sondern über andere, die kleiner zu sein scheinen.

Wenn die Seele zurückgrüßt, kann es sein, dass ein Klient sagt: »Es geht mir ganz schlecht!«, aber, anders als zuvor, schaut er entspannt, seine Stimme klingt klar, sein Gang ist aufrecht und sein Blick nach oben gerichtet.

Wenn die Seele zurückgrüßt, kann es sein, dass Symptome sich wandeln, dass sich Erstarrung löst und Trauer zutage gefördert wird. Vielleicht nennt der Klient das »besonders schlimm«, und doch ist etwas in Bewegung gekommen, was zu einer Besserung seines Erlebens beitragen wird.

KAPITEL II

Wann man die Seele grüßen kann

Alle Ziele, die die Klienten in einer Therapie erreichen möchten, einschließlich derer, die sie zunächst nicht für erreichbar halten, jedoch auf Nachfrage wünschenswert finden, lassen sich sinnvoll mit Grüßen bearbeiten.

Das gilt für körperlich und psychisch assoziierte Belange, für die Lösung zwischenmenschlicher Probleme und für den besseren Umgang mit Restriktionen wie dem Älterwerden, der Sterblichkeit, der ungewissen Zukunft und dem Zweifel, ob eine Beziehung Bestand hat. Es gilt auch für die Reduzierung und Überwindung aller Hemmnisse, die der Effektivität der Therapie entgegenstehen können.

Den Grüßen sind jeweils Stichworte vorangestellt. Zur besseren Orientierung sind diese Stichworte mit den Abkürzungen T, A und B versehen. **»T«** verweist auf die **Themen**, bei denen ein solcher Gruß aus meiner Sicht gut verwendet werden kann, also etwa »Depression« oder »Sucht«, **»A«** gibt den **Adressaten** des Grußes an, also etwa »die Seele« oder »das Gehirn«, und **»B«** fasst die **Botschaft** des Grußes zusammen.

Effektivität der Therapie

Die Grüße in diesem Abschnitt zielen darauf, die Effektivität der therapeutischen Arbeit zu erhöhen, also Haltungen und Überzeugungen zu destabilisieren, die das Erreichen der Therapieziele behindern, den Klienten vor Überlastung während oder nach der Therapie zu schützen und schon erreichte Ergebnisse zu stabilisieren und auszubauen.

Soll die begrenzte Zeit, die für die Therapiearbeit zur Verfügung steht, effektiv genutzt werden, ist es hilfreich, eher wenig Zeit auf das Erfragen und Erzählen von Einzelheiten zu verwenden. Um dies zu erreichen, kann der Therapeut Deutungsangebote etwas vage formulieren, verschiedene Möglichkeiten zur Auswahl stellen, wie sich die Sache verhalten könnte, und dabei den Klienten einladen, das Gesagte im Stillen so anzupassen, wie es für ihn stimmig ist und zu seinen Erinnerungen, Zielen und Wünschen passt. Die Intervention »Alles so anpassen, wie es noch besser ist« stellt ein solches Angebot dar.

Ein anderer Weg, um möglichst viel von der Therapiewirkung zu erhalten, wird in »Nur 90 Prozent« gewählt. Dem Klienten wird mitgeteilt, ein kleiner Teil der Wirkung werde voraussichtlich verloren gehen. Tendenziell geht dabei weniger an Wirkung verloren, als wenn der Klient ohne eine solche Ankündigung mit einem stärkeren Verlust konfrontiert wird. Um nicht von vornherein einen Verlust zu suggerieren, kann man auch ankündigen, bei einigen Klienten gebe es einen leichten Verlust, bei anderen durch unwillkürliche Trainingseffekte einen kontinuierlichen Anstieg der guten Therapiewirkung, und den Klienten zu bitten, zu beobachten, zu welcher der beiden Gruppen er gehöre.

Weitere Grüße, die dem guten Umgang mit skeptischen Stimmen dienen, finden sich im Kapitel zur Depression.

Alles so anpassen, wie es noch besser ist

T: Ethik, Sicherheit der Therapie, Werte, Effektivität der Therapie

A: Unbewusstes

B: Ihr Inneres kann meine Botschaften so abändern, dass das, was nicht im Sinne Ihrer Bedürfnisse ist, dennoch in Ihnen richtig ankommt.

> Sagen Sie Ihrem Unbewussten, es soll alles, was ich sage, so anpassen, wie es noch besser passt, als ich es in Worte fassen kann.

Dieser Gruß ist universal einsetzbar.

Das Problem lösen lassen

T: Autismus, Effektivität der Therapie, Hochbegabung, Perfektionismus, Stottern, Tics, Zwang

A: Geist, Körper, Seele (zweistufiger Gruß)

B: Ihr denkender Geist kann es nicht, aber andere Instanzen können es.

> Sagen Sie Ihrem denkenden Geist einen schönen Gruß: Er kann dieses Problem nicht lösen, aber er soll Ihren Körper und Ihre Seele bitten, dass sie das übernehmen. Er darf abschalten und staunend zuschauen.

Der Gruß ist besonders geeignet für Menschen mit einem ausgeprägten Kontrollbedürfnis und wirkt generell als Verstärkung suggestiver Botschaften. Zum einen wird die Lösungskompetenz in Bereichen gesucht, wo mögliche Lösungsressourcen sind, zum anderen werden Bereiche, die möglicherweise skeptisch gegenüber einer Lösung sind und dadurch hinderlich wirken können, von den Bereichen unterschieden (das heißt, getrennt), in denen Lösungen möglich sind.

Nur 90 Prozent

T: Effektivität der Therapie

A: Seele

B: Ein wenig geht verloren, und das meiste bleibt erhalten. Was erhalten bleibt, ist von Stunde zu Stunde mehr.

> Sagen Sie Ihrer Seele einen Gruß, manchmal läuft so eine Therapiestunde erst mal super gut, man geht glücklich nach Hause, und dann bleibt das Schöne gar nicht vollständig erhalten, sondern vielleicht nur 80, 90 oder 95 % davon. Sagen Sie Ihrer Seele, das lässt sich manchmal nicht vermeiden, aber es gibt einen Trainingseffekt.

Erfahrungsgemäß bleibt von Stunde zu Stunde mehr von den erreichten guten Wirkungen dauerhaft verfügbar.

Beim Wählen zwischen drei quantifizierten, jedoch gefühlt gleichwertigen Optionen entscheiden sich Menschen üblicherweise für die mittlere. Indem der Therapeut behauptet, es werde etwas verloren gehen, nimmt er dem Skeptiker im Klienten die Arbeit weg. Die Behauptung des Therapeuten, es werde etwas verloren gehen, klingt glaubwürdig und trägt dazu bei, dass der Klient auch die Implikation akzeptiert, das meiste werde bleiben. Durch die Auseinandersetzung mit der Frage, ob ihm 80, 90 oder 95 % des Effektes erhalten bleiben, ist der Klient abgelenkt von der Frage, ob die Quote überhaupt so gut sein könne, und übernimmt diese Größenordnung in seine Erwartungshaltung. Der Gruß reduziert so die Verluste an positiver Erwartung mit Auswirkung auf ein positives Erleben, aus dem positive Erinnerungen werden, woraus positive Erwartung wird, auf etwa 10 % …

Den Skeptiker zum stillen Beobachter machen

T: Skepsis, Enttäuschung (vermeiden wollen)

A: Ein Beschützer vor Enttäuschungen, der Einwände hat

B: Statt Enttäuschungen mit Einwänden verhindern zu wollen und sie dadurch versehentlich zu erzeugen, soll eine innere Instanz den Klienten mit Zutrauen eine Zeit lang still beobachten.

Bei manchen Menschen geht zu Hause ein klein wenig von den guten Effekten verloren. Es kann sein, dass ein Teil von Ihnen das Erreichte genießen will, während ein anderer Sie mit vielen Einwänden vor Enttäuschung schützen will und dabei bisher versehentlich gerade das, was er eigentlich verhindern will, erzeugt. Sagen Sie diesem Beschützer bitte, um Sie noch effektiver vor Enttäuschungen zu schützen, soll er eine Woche lang ganz still sein und beobachten, wie gut Sie sich entwickeln, wenn er einfach nur zuguckt.

Der Gruß dient dem Ziel, die Zuversicht des Klienten zu stärken, dass die Therapie wirksam ist, und ihn einzuladen, mit Restzweifeln spielerisch umzugehen.

Der Minister für Zuversicht

T: Skepsis, Enttäuschung (vermeiden wollen)

A: Skeptische Instanz

B: Du kannst mit Zuversicht effektiver Enttäuschung vermeiden als mit Einwänden.

Mir scheint, es gibt da eine Seite, die noch unsicher ist, wie viel Sie erreicht haben und wie stabil das Neue jetzt schon ist. Wenn wir uns vorstellen, dieser bisherige Skeptiker tritt unsichtbar aus Ihnen hinaus und geht dort hinüber und wir können ihn dort drüben sehen, dann sieht er mir gar nicht so glücklich aus. Wenn wir ihn fragen: »Möchtest du gern Minister für Zuversicht im Leben von Herrn M. sein?«, was meinen Sie: Nimmt er die Wahl an?

Solche Angebote werden von den befragten Instanzen fast ausnahmslos angenommen. Das Ergebnis ist üblicherweise eine weitgehende Auflösung der Einwände, die die Therapie unbeabsichtigt verlangsamen.

Ich gehöre zu euch und mache es anders!

T: Borderline, Familie, Identität, Migration, Trauma, Zwang

A: Eltern (Familie)

B: Ich wähle beides: Ich gehöre zu euch und mache es anders als ihr!

Grüßen Sie in Gedanken Ihre Eltern und sagen Sie ihnen: Ich nehme beides: Ich gehöre zu euch, und gleichzeitig mache ich es anders als ihr!

Einige der wichtigsten inneren Skeptiker sind oder waren äußere Skeptiker. Dazu gehören die Mitglieder der Herkunftsfamilie mit ihren Überzeugungen. Dieser Gruß kann vielfältig variiert werden. Menschen, die in ihrer Familie traumatisiert wurden, können das Dazugehören nachdifferenzieren, etwa mit Formulierungen wie: »Ich gehöre auf meine Art zu euch« oder »Ich gehöre in gewisser Hinsicht zu euch«. Auch der zweite Teil des Satzes kann angepasst werden: »Gleichzeitig mache ich es anders, als ihr es für richtig hieltet« oder »...als ihr es je tun würdet«. Nach Bedarf kann der Gruß an einzelne Personen wie ein Elternteil oder an die ganze Familie gerichtet werden – oder an das Kind, das der Klient selbst früher war. Der Gruß ist auch geeignet für Menschen, die sich in einem Loyalitätskonflikt zwischen zwei Familien oder Kulturen befinden. Das gilt etwa für Menschen, die aus traditionsbewussten orientalischen Familien stammen und sich einem eher liberalen westlichen Lebensstil zuwenden möchten.

Die Klonin geht voraus

T: Rückfallprophylaxe, Stabilisierung, Anker (vorbewusst)

A: Die Person, die Sie sein werden

B: Ihr Inneres kann Ihr gutes Erleben von jetzt dann wiederherstellen, wenn das gebraucht wird, und zwar, bevor Sie bemerken, dass es gebraucht wird.

> Stellen Sie sich vor, während es Ihnen jetzt so gut geht, tritt eine Kopie von Ihnen aus Ihnen heraus, eine Klonin sozusagen. Sie macht sich schon mal auf den Weg – Ihnen voraus – in Ihre Zukunft, und ab und zu trifft sie Sie, die Sie sein werden. Und immer bei den ersten Vorzeichen davon, dass es Ihnen weniger gut geht als jetzt, kommt die Klonin zu der, die Sie dann sind, und füllt Sie von dann mit genau diesem guten Erleben von Ihnen von jetzt wieder an. Sie tut das, ob Sie schlafen oder wachen und bevor Ihnen überhaupt bewusst ist, dass

> das Gute ansatzweise anfangen könnte nachzulassen. Ist das in Ordnung, dass sie das tut?

Die Anweisung, dass der Klient bei den ersten Vorzeichen des bisherigen Problems mit dem guten Erleben von jetzt erfüllt wird, wird offenbar umgesetzt. Probleme, die so bearbeitet werden, tauchen selten in den Folgestunden wieder als Thema auf. Liegt es an diesem Gruß? Da das Problem vorbewusst gelöst wird, erinnern sich die Klienten weder ans Problem noch an die Lösung. Grüße mit derselben Struktur, die darauf zielen, bei den ersten Vorzeichen eines Problems im Schlaf (Albträume, nächtliches Erwachen bei Depression, Schlafapnoe, Bettnässen), also ebenfalls unbewusst und bei den Vorzeichen einer Belastung, ein hilfreiches Verhalten zu zeigen, werden üblicherweise von den Klienten gut und schnell umgesetzt.

Trauma

Ein Trauma kann entstehen, wenn ein Mensch sich einer Bedrohung seiner seelischen oder körperlichen Existenz hilflos ausgeliefert fühlt und dabei so große Angst (oder Ekelgefühle) erlebt, dass er in einen Erstarrungszustand gerät. Es kann auch entstehen, wenn ein Mensch sich als Beobachter mit einem anderen Menschen oder Lebewesen in einer solchen Situation identifiziert.

Bedrohungen dieser Art haben oft mit dem Verlust von Menschen zu tun, mit der Infragestellung der Zugehörigkeit zu wichtigen anderen Menschen, mit dem Verlust eines identitätsbildenden Systems wie der Heimat oder der plötzlichen Infragestellung scheinbar unbestritten geltender Werte.

Die Starre oder Dissoziation während eines traumatischen Erlebens umfasst häufig Körperbewegungen und Körpergefühle, Emotionen, Gedanken und innere Filme, Raum- und Zeiterleben. Während der Erinnerung an eine frühere Zeit kommen wir im Allgemeinen in denselben körperlichen und emotionalen Zustand.

Während der Therapie an eine Zeit der Traumatisierung erinnert zu werden, führt also tendenziell in denselben erstarrten Zustand, in dem sich der Klient zum Zeitpunkt der Traumatisierung befand – oder in einen Zustand, der sich dahinter verbarg, etwa Panik, Verzweiflung oder Angriffsbereitschaft. Solche Zustände sind zum einen meist sehr belastend, zum anderen höchst unkreativ und daher kein geeigneter Rahmen für die therapeutische Arbeit.

Um zu vermeiden, dass Klienten während der Therapie den Zustand während einer Traumatisierung beim Erinnern wiedererleben, gibt es mehrere Möglichkeiten:

Man kann »einen Schritt neben dem Problem«[17] arbeiten, indem man in Metaphern spricht oder die Strukturen von Trauma und möglichen Lösungen abstrakt erörtert und dies mit Suggestionen der Auflösung des Traumas verknüpft, ohne allzu sehr konkrete Erinnerungen des Klienten zu reaktivieren.

Man kann die Person, die das Trauma erlebt hat, ima-

17 Zeig 1995, 73, 85 u. ö. über Milton Ericksons Arbeitsweise.

ginativ aus dem Klienten herausdissoziieren und mit der externalisierten traumatisierten Person außerhalb des physisch anwesenden Klienten arbeiten.

Man kann auch unmittelbar mit den traumatischen Erinnerungen arbeiten. Dazu wird dem Klienten zunächst suggeriert, dass keine emotionale oder körperliche Reaktion jemals überhandnehmen werde, beziehungsweise dass sich der Klient mit bemerkenswerter Kraft und Gelassenheit auch an Dinge erinnern kann, die sonst belastend gewesen wären. Um mit den traumatischen Erinnerungen selbst zu arbeiten, ist es ratsam, die üblichen Stressreaktionen beim Erinnern dieser Inhalte von den belastenden Erinnerungen selbst zu entkoppeln beziehungsweise neue, entspannte Reaktionen an diese Erinnerungen anzukoppeln. Ein solches Vorgehen kann mit den Interventionen »Nur dorthin, wo es sicher ist« und »Gelassen an das Schlimme denken« angebahnt werden.

Man kann den Klienten in ein Ressourcenerleben gleiten lassen, ihn bitten, dieses als vorrangig zu erleben, und es mit immer mehr Aspekten der belastenden Erinnerungen oder immer längeren Momenten solcher Erinnerungen verknüpfen. Dabei kann man Sehen, Hören und emotionales Erleben jeweils separat behandeln. So werden immer längere Momente der Erinnerung an das Erlebte zumutbar.

Man kann die belastenden Erinnerungen in ihrer Wirkung schwächen, indem man sie mit Signalworten dissoziiert, beispielsweise

- zeitlich (Vergangenheit, also »bisherige« Erinnerung),
- räumlich (woanders, also »dortige« Erinnerung),

- personal (dritte Person, also die Erinnerung »Ihres inneren Archivars«),
- modal (Konjunktiv, also »etwaige« Erinnerungen, die Sie »hätten«),
- bezüglich der Wirklichkeitsebene (die »geschilderte« Erinnerung) oder
- durch Abstraktion (also »Symptomatik« statt »Schmerz«).

Der erwünschte dissoziative Effekt kann durch Kombination mehrerer solcher Signalworte beliebig verstärkt werden.

Entsprechend kann man Ressourcen in ihrer Wirkung stärken, indem man sie mit dem Hier, Jetzt, Du und Ist verbindet, sie konkretisiert, sinnlich und emotional erlebbar macht und auf dieser Basis mit den dissoziierten belastenden Erinnerungen verknüpft. Diese Art der Dissoziation von belastendem Erleben und Identifikation mit befreiendem Erleben durch Signalworte ist allenthalben in den Grüßen dieses Buches zu finden. Die erreichte Wirkung kann mit dem Gruß »Der Vorher-Nachher-Test« aus dem Abschnitt über Trauma überprüft und stabilisiert werden.

Belastende Erinnerungen können nicht nur vom Ich-Erleben, vom Hier-Erleben, vom Ist-Erleben und vom Jetzt-Erleben sowie aus der Konkretion und von der Ebene der tatsächlichen in die der berichteten Dinge dissoziiert werden, sie können auch voneinander unterschieden oder in sich aufgespalten, also in Segmente aufgeteilt, und so in kleinere, besser zu verarbeitende Einheiten fragmentiert werden[18].

---

18 Hammel 2014a, 42ff., Hammel 2015b, 29f. Zum therapeutischen Einsatz von Fragmentierung bei Erickson und darüber hinaus s. Short & Weinspach 2007, 108ff.

Neben der Dissoziation von belastenden Erinnerungen vom Ich-Erleben und voneinander und der Assoziation von entlastendem Erleben miteinander und mit dem Ich-Erleben sowie der Stärkung ihrer inneren Plausibilität und Kohärenz gibt es auch die Möglichkeit, belastendes Erleben filmisch zu dissoziieren. Bekannt und viel besprochen ist in diesem Zusammenhang die »Kinotechnik«, bei der sich der traumatisierte Mensch von außen beim Anschauen eines Films über die Ereignisse sieht, und die »Tresorübung«, bei der der Klient die Erinnerungen in einem imaginativen Tresor aufbewahrt. Andere Arten einer filmischen Externalisierung von belastendem Erleben bieten die Interventionen »Der Vater in Ihrem Kopf« und »Himmelsreise« an.

Nur dorthin, wo es sicher ist

T: Angst, Scham, Schuldgefühl, Trauma, Wut

A: Unbewusstes

B: Der Organismus sorgt als Basis für die Therapie dafür, dass alle Emotionen und Körperreaktionen jederzeit wohlreguliert sind. Nichts nimmt überhand.

> Richten Sie Ihrem Unbewussten bitte aus: Wir gehen hier nur an Orte, wo Sie sich genügend sicher und wohlfühlen. Wir gehen *nicht* an Orte, wo etwa Angst oder Erstarrung wäre. Das wird hier nicht gebraucht! Können Sie das Ihrem Unbewussten sagen? Meinen Sie, es ist damit einverstanden?[19]

19 Hammel 2014a, 290.

Ein solcher Gruß zu Beginn der Stunde reicht im Allgemeinen tatsächlich aus, um Erstarrungsreaktionen oder heftige Abreaktionen des Klienten im Rahmen einer Traumatherapiesitzung zu vermeiden.

Nichts nimmt überhand

T: Trauma

A: Seele

B: Keine körperliche oder psychische Reaktion wird gefühlt zu viel sein. Der Organismus reguliert das.

> Können wir mit Ihrer Seele vereinbaren, dass, wohin wir auch immer im Gespräch gehen, nichts je überhandnimmt, also keine Emotion und keine Körperreaktion, sondern alles in einem Bereich bleibt, der für Sie in Ordnung und vergleichsweise angenehm ist?

Der Gruß ist universal einsetzbar und besonders bei der Bearbeitung traumatischer Inhalte nützlich. Er kann zusammen mit dem vorigen oder anstelle von diesem eingesetzt werden.

Gelassen an das Schlimme denken

T: Angst, Scham, Schuldgefühl, Trauma, Wut

A: Gehirn

B: Ihr Gehirn kann sich auf Ihren Wunsch hin in Sekundenschnelle neu konditionieren, um mit angenehmen oder

weniger angenehmen Gefühlen auf bisher belastende Erinnerungen zu reagieren.

> Grüßen Sie Ihr Gehirn, es soll dafür sorgen, dass Sie mit bemerkenswerter Gelassenheit und geradezu positiven Gefühlen an Dinge denken können, die bisher vermutlich äußerst unangenehm waren. Ihr Gehirn kann das. Es ist, als ob das Gehirn sagt: »Klar, kann ich machen, es hat mich nur noch keiner gefragt.«[20]

Der Gruß kann anstelle der beiden vorigen oder in Ergänzung zu diesen eingesetzt werden. Im Anschluss an diesen Gruß (oder den vorigen) kann zur Überprüfung und Vertiefung der Wirkung der folgende eingesetzt werden.

Der Vorher-Nachher-Test

T: Trauma

A: Gehirn

B: Ihr Gehirn erlaubt Ihnen schon sehr gut, gelassen zu bleiben, während Sie sich an Belastungssituationen erinnern, und kann das jetzt noch ausbauen.

> Erzählen Sie mir bitte noch einmal die vorhin so belastend gewesene Situation, damit wir merken, wie Ihr Gehirn den Gruß von eben umsetzt … Mir scheint, Ihre

20 Hammel 2014a, 290.

Stirn ist jetzt faltenlos, Ihr Atem viel tiefer und gleichmäßiger, Ihre Stimme resonanter, Ihre Sprache flüssiger … Sagen Sie Ihrem Gehirn bitte einen Gruß, es macht das sehr gut und kann Sie ab jetzt noch entspannter an Dinge denken lassen, die früher belastend gewesen wären[21].

Indem die veränderte Reaktion auf die bisher belastenden Erinnerungen dem Klienten bewusst wird, stabilisiert und verstärkt sich die Neukonditionierung.

Der Vater in Ihrem Kopf

T: Borderline, Familie, Gewalt, Missbrauch, Trauma, Vernachlässigung

A: Kopf, mit Blick auf das Bild des Vaters darin

B: Sie brauchen keine Lösung unter Einbezug des physischen Vaters, es reicht eine Lösung mit Blick auf sein Bild in Ihnen, und das ist möglich.

An Ihrem realen Vater bin ich nicht interessiert, der ist nicht hier und den sehen Sie ja nur selten tatsächlich. Mich beschäftigt mehr das Bild Ihres Vaters im Kopf, das Ihnen jeden Tag Stress bereitet, obwohl er physisch gar nicht da ist. Können wir den Vater mal bitte aus Ihrem Kopf herausnehmen und ihn da drüben hinsetzen?

21 Ibid.

Indem nicht mehr die Klientin in einer Landschaft mit Vater ist, sondern die Landschaft mit Vater in ihr, indem also Außen und Innen in ihrem Erleben umgekehrt wird, wird Ohnmacht gegen Gestaltungsmacht eingetauscht.

Die Unterscheidung zwischen dem physischen Vater und dessen Bild im Kopf sorgt für eine entlastende Dissoziation beim Reden über Vater-Erinnerungen. Bald wird klar, dass der Vater im Kopf völlig der Macht des Kopfes unterworfen ist, was für den physischen Vater nicht gilt.

Beispielsweise ist das Heraussetzen eines gewalttätigen Vaters aus dem Kopf etwas ganz anderes als das imaginierte Hereinholen desselben in den Raum, auch wenn man diesen in beiden Fällen auf den gleichen Stuhl setzte. Die erste Variante ist entlastend, die zweite kann unerträglich sein.

Himmelsreise

T: Borderline, Familie, Gewalt, Missbrauch, Scham, Schuldgefühle, Trauma, Vernachlässigung

A: Bild des Vaters aus dem Kopf

B: Sie können mit einer Trickfilmtechnik in Respekt vor sich selbst und anderen die Geschichte zu einem besseren und vielleicht guten Ende bringen, auch wenn die bisher erlebte Realität eine ganz andere war.

> Sie können Ihrem Vater in Gedanken sagen, dass wir alle sterben werden, und wenn er einmal gestorben ist und auf der Himmelsreise allen liebenden und weisen Menschen begegnet, wird ihn das verändern, ob er will oder nicht.

> Was meinen *Sie*, was könnte er, wenn er nach hundert Jahren solcher Begegnungen zu uns zurückkommt, zu Ihnen sagen, ganz anders als früher?

Wenn die Intervention so gestaltet wird, dass die Klientin zur Suche nach weitreichenden Veränderungen des Vaters aus dem Kopf eingeladen ist und gleichzeitig der volle Respekt vor dem, was sie erlitten hat, gewahrt wird, kann das zu eindrucksvollen Veränderungen im Umgang mit ihren Erinnerungen führen. Im Anschluss an eine solche Intervention berichten Klienten oft von positiv erlebten Veränderungen familiärer Beziehungen einschließlich der Person, von der eine Traumatisierung ausging.

Manie

Ein zentrales Merkmal von Manie ist die wahnhafte Überschätzung der eigenen Kräfte und Möglichkeiten, einhergehend mit Enthusiasmus, hoher Aktivität und meistens einem ausgeprägten Erleben von Sinn und Glück.

Folgt man den Fragen: »Seit wann ist das so? Und was war damals noch?«, stößt man häufig auf extrem belastende Ereignisse. Das legt den Schluss nahe, dass Manie eine Reaktion auf traumatische Belastungen darstellt. Meinem Eindruck nach dient der enorme Einsatz von Energie, der für das Aufrechterhalten einer manischen Phase nötig ist, dem Unterdrücken eines schmerzlichen Erlebens, das die betroffene Person emotional überfordern könnte.

Eine Manie ist subjektiv betrachtet ein angenehmer Zustand, erfordert aber sehr viel Energie. Depression ist auch und gerade in einem Zustand der Erschöpfung möglich. Darum kann, sobald die Energie, die zum Aufrechterhalten der Manie benötigt wird, verbraucht ist, die Manie in Depression umschlagen, nicht aber umgekehrt die Depression in eine Manie.

Manisch lebende Menschen sind gründlich im Ausblenden schmerzlicher Aspekte der Realität. Die gute Intention einer Manie ist vermutlich gerade das Überdecken schmerzlicher Inhalte durch ein Lebensmodell, bei dem der Klient in einer gestaltenden statt erleidenden Position ist und intensive und angenehme Reize und Impulse von aller leidvollen Erinnerung ablenken. Mit dem Gruß »Bitte sanft landen« wird dieses Ausblenden im Stil der Paradoxie »Denk nicht an Blau« unterstützt und gleichzeitig unterminiert.

Bitte sanft landen

T: Manie, Psychose, Schizophrenie, Trauer, Trauma, Wahn

A: Seele

B: Herzlichen Glückwunsch zum kompletten Vergessen des Schlimmen! Wenn die Energie, die diese Leistung braucht, schwindet, sorge bitte für einen sanften Übergang in das andere Erleben, das dann kommt.

Sie haben schon so viel gemeistert, es war ja nicht immer alles schön im Leben, aber Sie haben's geschafft, sind durch schreckliche Zeiten irgendwie durchgekommen, und jetzt geht's Ihnen gut, sehr gut sogar. Sagen Sie Ihrer Seele einen herzlichen Glückwunsch, sie braucht nicht zu trauern, sie braucht sich an keine Belastung von früher zu erinnern, sie hat so viel Energie, das ist toll! Und wenn der Treibstoff zu Ende geht, soll sie Sie ganz sanft landen lassen! Sanft und schön!

Die Einladung zur »sanften Landung« klingt fürs bewusst hörende Ohr angenehm, sodass der Klient keine Abwehr entwickelt, und enthält gleichzeitig eine Anweisung an das Unbewusste, eine Bruchlandung oder einen Absturz am Ende der manischen Phase zu umgehen.

Depression

Ein depressiver Mensch befindet sich in einem Zustand der Starre, Hoffnungslosigkeit und Erschöpfung, der, wie mir scheint, mit traumatischen Erstarrungszuständen eng verwandt ist.

Wer nachfragt, seit wann ein Mensch depressive Episoden erlebt oder Symptome hat, die man als deren Vorläufer sehen könnte, und was in diesen früheren Zeiten noch geschah, erhält meist Berichte über einsame Trauer, über Unwillkommensein, Erniedrigung und Ausschluss aus einer Gruppe. Immer wieder geht es um fehlende Gemeinschaft und Unterstützung. Die gute Intention einer Depression könnte sein, Gefühllosigkeit an die Stelle des akuten Schmerzes über solche Belastungen zu setzen.

Bemerkenswert ist, dass depressive Menschen sich oft gar nicht mit diesen offenbar auslösenden Ereignissen, sondern mit religiösen, moralischen, politischen, sozialen und ökologischen Grundsatzfragen beschäftigen. Wenn man sie an die mutmaßlichen Ursprünge ihres Erlebens erinnert, kann Trauer ausgelöst werden, die oft aber auch mit Erleichterung einhergeht: Sie haben nun einen nachvollziehbaren Grund für ihr Leiden gefunden, der eher als Trost empfunden wird als die weltumspannenden Fragen, mit denen sie sich vorher beschäftigt haben.

Depressive Menschen verhalten sich, als trügen sie in sich einen Filter, der alle Hoffnung, alles Mutmachende und Positive von ihrem Geist fernhält. Depressive Kommunikation kann man als die Zurückweisung aller Lebensoptionen beschreiben. Daher spielt die Kommunikation mit skeptischen Instanzen in der Arbeit mit depressiven Menschen eine besondere Rolle. Diese werden erlaubt, in ihrer guten Intention gewürdigt und willkommen geheißen, aber auch vom Ich-Erleben dissoziiert, mit anderen Aufgaben betraut und in Figuren mit einer anderen Funktion transformiert.

Beispiele für dieses Vorgehen bilden die Grüße »Skeptiker als externe Beobachter« und »Skeptiker als Beschützer vor Enttäuschung«.

Eine sehr effektive Art, um depressives Erleben in kurzer Zeit zu reduzieren, ist mit dem »Gruß ans Schlaf-Ich« aus dem Kapitel zu Schlafproblemen beschrieben. Indem das Schlafverhalten so neu konditioniert wird, dass der depressive Mensch bei den ersten Vorzeichen des nächtlichen Erwachens tiefer schläft, kann es ihm innerhalb weniger

Nächte gelingen durchzuschlafen. Es scheint so, dass nicht nur die Depression Schlaflosigkeit erzeugt, sondern auch die Schlaflosigkeit wesentlich dazu beiträgt, die Depression aufrechtzuerhalten. In den Tagen nach der Intervention verbessert sich das Befinden der Klienten meist deutlich und nachhaltig.

Skeptiker als externe Beobachter

T: Depression, Skepsis

A: Skeptische Instanz

B: Instanzen, die Einwände haben, können von internen in externe Instanzen, von Kommentatoren in Beobachter und von Nein-Sagern in kritisch unterscheidende Personen transformiert werden.

> Irgendwo in Ihnen ist vielleicht so eine Person, die skeptisch ist, ob das, was wir hier machen, Ihnen helfen kann, und vielleicht sogar, ob Ihnen überhaupt irgendetwas hilft. Grüßen Sie sie bitte, ich möchte sie einladen, dass sie sich da drüben hinstellt und von dort aus genau beobachtet, ob das etwas bringt.

Bei depressiven Menschen und anderen Personen mit einer starken Tendenz zu Einwänden erhöht es die Effektivität der Therapie, wenn man sich möglichst frühzeitig um eine Abschwächung der Einwände-Haltung kümmert.

Skeptiker als Beschützer gegen Enttäuschung

T: Borderline, Depression, Skepsis

A: Skeptische Instanz

B: Die skeptische Instanz will Sie vor Enttäuschung schützen. Sie hat gute Gründe und darf das. Wenn wir Wege gehen, die sie bisher gemieden hat, dann nur deshalb, weil wir sie in ihrem Anliegen unterstützen.

> Ich stelle mir vor, die Person in Ihnen, die so skeptisch ist, ist in ihrem Leben schon genug enttäuscht worden, sie will das nicht noch einmal erleben. Richten Sie ihr doch bitte aus, da können wir zusammenarbeiten: Sie und ich, wir möchten auch nicht, dass Sie enttäuscht werden.

Skeptische Instanzen können so verstanden werden, dass sie aufgrund früherer Erfahrungen die Klientin vor Enttäuschung schützen wollen. Anstatt sie wegschicken zu wollen, wird ihnen eine Zusammenarbeit zur Verhinderung von Enttäuschung angeboten. Nach dieser Intervention bietet es sich an, Grüße an die skeptische Instanz anzuschließen, die Angebote enthalten, wie der Schutz vor Enttäuschung effektiver als bisher gestaltet werden könne. Beispiel hierfür sind die Grüße »Den Skeptiker zum stillen Beobachter machen« und »Der Minister für Zuversicht« aus dem Abschnitt zur Effektivität der Therapie.

Den paradoxen Effekt der Skepsis nutzen

T: Depression, Skepsis

A: Skeptische Instanz

B: Wenn du bisher das Gegenteil des Beabsichtigten erreichst, tue nun das Gegenteil des Bisherigen, um das Beabsichtigte zu erreichen.

> Dass da eine Skeptische ist, die Sie vor Enttäuschung schützt, finde ich gut. Nur versehentlich bewirkt sie mit ihren Einwänden geradezu die Enttäuschung, die sie verhindern möchte. Weil sie gute Werte hat, nur eine ungeeignete Strategie dafür, möchte ich sie bitten, dass sie mal probeweise für einige Wochen auf Einwände verzichtet, vielleicht sogar Zuversicht verbreitet und guckt, ob sie damit Enttäuschung besser als bisher verhindern kann.

Der Gruß kann durch Anmerkungen und Fragen erweitert werden: »Das versteht die bisher Skeptische auch, sie sucht vielleicht nur noch den Weg, wie es anders geht« oder »Meinen Sie, dass das für diejenige, die bisher Einwände hatte, in Ordnung ist?«

Vom Eise befreit

T: Depression, Trauer, Trauma

A: Seele

B: Wenn die Starre der Depression nachlässt, kommen Gefühle auf, die schmerzen können. Das Innere kann sie so regu-

lieren, dass Depression als Notmaßnahme gegen zu viel Schmerz nicht mehr nötig ist.

> Wenn Ihr Schiff, das bisher im Packeis festgesteckt hatte, freikommt, beginnt es in den Wellen zu schaukeln, und ab und zu spritzt Gischt über den Bug. Sagen Sie Ihrer Seele, das gehört zu einer Seefahrt und ist nicht ungewöhnlich. Richten Sie ihr auch aus, sie soll den Seegang so regulieren, dass Sie immer gut damit umgehen können und wissen, dass Sie nie mehr ins Packeis geraten.

Der Gruß hat sich bewährt, um Menschen zu helfen, aus der Starre des depressiven Erlebens in die Welt des Fühlens, Hoffens und Sich-Erlebens zurückzukehren.

Die Füße am Ofen

T: Depression, Trauma

A: Seele

B: Wenn die Erstarrung aufhört, kann das vorübergehend schmerzhaft sein, danach aber beginnt das Wohlbefinden.

> Ihre Seele weiß, wie es ist, wenn nach einem langen Winterspaziergang die Füße eingefroren sind, taub und gefühllos. Sie weiß auch, dass es anfangs kurz wehtut, wenn man die Füße am Ofen aufwärmt. Sie weiß, dass das ein Übergangsstadium ist: Bald sind die Füße aufgetaut, und dann sind sie warm.

Wer sich aus einer Phase der Depression herausbewegt, erlebt oft Trauer oder einen Schmerz anderer Art. Wenn dieses Erleben von der Depression unterschieden und als Zeichen von Lebendigkeit verstanden wird, kann das dazu beitragen, die Depression zu überwinden. Der Gruß ist geeignet, Menschen zu ermutigen, sich aus diesem schmerzlichen Zustand nicht mehr zurück in die Betäubung der Depression zu begeben, sondern sich durch den Schmerz hindurch zu bewegen in Richtung auf eine verwandelte Identität, in der auch Wohlbefinden möglich ist[22].

Zwang, Tics, Stottern

Wenn ein Mensch versucht, seine zentralen Werte möglichst gründlich zu verwirklichen und daher bestimmte Dinge unbedingt oder keinesfalls zu tun oder zu denken, kann es vorkommen, dass andere Werte nicht genügend verwirklicht werden und sich mit heftigen Gegenimpulsen zu Wort melden.

Wer unter der Zwangsvorstellung leidet, anderen Gewalt anzutun, wird eine stark ausgeprägte Werthaltung haben, ebendies nicht zu tun. Wer unter dem Drang leidet, Gott zu verfluchen, und unter der gleichzeitigen Furcht, dann zu ewigen Höllenstrafen verdammt zu sein, wird starke religiöse Werthaltungen haben. Wo immer Impulse der Selbsterhaltung, der Sexualität, des Ausdrucks von Gefühlen und Bedürfnissen verboten, unterdrückt, reglementiert und

---

22 Hammel 2016 a, 69.

kontrolliert werden, kann es zu einem solchen Zwangserleben kommen.

Zur Dynamik von Zwangsgedanken und Zwangshandlungen (oder Zwangsunterlassungen, wie etwa beim Mutismus) gehört das Bemühen, Impulse wie Gefühle und Gedanken, die normalerweise eher unwillkürlich reguliert werden, bewusst zu kontrollieren.

Zentral ist immer wieder die Idee, durch ein verbotenes Tun oder Unterlassen drohe man Schuld auf sich zu laden, oder man sei bereits schuldig geworden, und deshalb werde etwas Furchtbares geschehen.

Tics können durch das Bemühen entstehen, Gefühle nicht zu zeigen oder nicht zu haben und das Erleben oder Äußern von Gefühlen entsprechend zu kontrollieren und zu unterdrücken.

Das Tourette-Syndrom verstehe ich als ausgeweitete Zwangs- und Ticstörung, bei der das Kontrollieren und Unterdrücken von Gefühlsäußerungen zum zunehmend unkontrollierten Ausbruch solcher Äußerungen führt, was bei den Betroffenen wiederum das Bemühen um deren Kontrolle erhöht.

Bei Menschen, die stottern, beobachte ich eine Ambivalenz zwischen einer Seite, die (möglicherweise vor allem zum Wohl der *anderen* Menschen) möglichst wenig Zeit, Raum und Aufmerksamkeit beanspruchen möchte, und einer Gegenseite, die dafür eintritt, willkommen und wichtig sein zu dürfen und sich selbst Raum und Zeit in der Welt zu gönnen. Es scheint mir wesentlich, beide Seiten der Ambivalenz zu würdigen. Ich möchte sie nicht gegeneinander ausspielen, indem ich einseitig »flüssige Sprache« und damit

»wenig Zeit und Aufmerksamkeit beanspruchen« fördere, sondern mit den Klienten andere Arten finde, beide Werte auszudrücken. Ein Ziel kann es sein, dass er sich sowohl wichtig nimmt und wichtig nehmen lässt als auch zugunsten anderer zurückstehen kann. Eine beispielhafte Intervention hierzu ist »Die Uhr einstellen«.

Die gute Absicht beider Seiten

T: Stottern, Tourette, Zwang

A: Die gute Absicht der Gewaltfantasien, die gute Absicht der Harmoniesuche

B: Beide Seiten haben eine gute Absicht, und diese hat ein Existenzrecht.

> Angenommen, in Ihnen gäbe es zwei Leute, den, der diese Gewaltfantasien produziert, und den, der das auf keinen Fall will, der Harmonie möchte und Gewalt hasst ... und wir könnten die aus Ihnen herausstellen, den mit der Gewalt links und den Harmoniesuchenden rechts hin ... und wir würden die pure Gewalt und die pure Harmonie da draußen lassen ... aber grüßen Sie bitte die guten Absichten von beiden: Sie dürfen zurückkehren, also etwa von links der, der das Recht beansprucht, sich selbst zu verteidigen, leidenschaftlich und mit Kraft zu leben und Raum einzunehmen, und von rechts der, der den Wunsch nach Zugehörigkeit, Annahme und bedingungsloser Liebe lebt ... die kommen zurück ... wie fühlt sich das an?

Zwangsstörungen werden als Ambivalenz verstanden zwischen Werten (z.B. Annahme anderer), die radikal verfolgt werden, und anderen Werten, die dazu in Spannung stehen (z.B. Selbstbehauptung), die deshalb unterdrückt werden und dann mit bedrohlicher Kraft ausbrechen. Jeder der beiden Werte wird personifiziert und vom Ich-Erleben dissoziiert. Die gute Absicht beider wird gewürdigt und ins Ich zurückgeholt. Die Radikalität, mit der ein Wert den anderen ausschließt, wird von der guten Absicht unterschieden und bildlich gesehen »draußen« gelassen, also aus dem Ich-Erleben herausgehalten.

Die Intervention kann auch beim Stottern eingesetzt werden. Hier würde ich beispielsweise als zwei Seiten der Ambivalenz sehen: Raum, Zeit und Aufmerksamkeit beanspruchen oder anderen den Vortritt lassen und nicht im Weg sein.

Bis ans Ende des Universums

T: Perfektionismus, Zwang

A: Der Vollkommenheitsliebende

B: Stelle das Symptom personifiziert dir gegenüber, den Rest des Symptoms daneben, den Rest vom Rest daneben und so weiter, bis in die Unendlichkeit!

Wenn wir uns vorstellen, es gäbe jemanden in Ihnen, der das Vollständige und Vollkommene liebt, und Sie stellten ihn als Qualitätsmanager hier neben sich, und es gäbe einen anderen, der diese Zwangsgedanken hat, und den würden wir hier Ihnen gegenüber hinstellen. Und wenn der draußen ist, stellen Sie bitte den mit einem Rest von Zwangsgedanken nebendran und den mit einem Rest vom Rest von Zwangsgedanken da nebendran ... Lieber Vollkommenheitsliebender, ich möchte dich bitten, dass du das übernimmst und immer den, der noch Symptome hat, nebendran stellst. Also den mit dem Rest vom Rest vom Rest, und so weiter, quer durch die Milchstraße, bis ans Ende des Universums ...

Die Intervention bewährt sich bei Menschen beziehungsweise Anliegen, die einen besonderen Bezug zu ausgeprägtem Ehrgeiz oder Sicherheitsdenken, zu Vollkommenheitsstreben und Zwangsdenken haben. Eine häufige Folge ist, dass sich die Symptomatik sofort verbessert und das Problem sich in den nächsten Stunden, Tagen und Wochen kontinuierlich weiter reduziert[23]. Der Gruß ist daher auch geeignet, um den Wirkungsverlust nach einer Therapie aufzuheben, der im Abschnitt über die Verbesserung der Therapiewirkung (etwa beim Gruß »Nur 90 Prozent«) beschrieben wurde.

Die Uhr einstellen

T: Arbeitseffizienz, Burnout, Musik (Perfektionierung von Auftritten), Sport (Leistungsoptimierung), Stottern, Zwang

23 Hammel 2016 a, 87.

A: Für denjenigen in Ihnen, der möglichst wenig Raum, Zeit und Aufmerksamkeit beanspruchen möchte, kann die innere Uhr schnell eingestellt werden, und für denjenigen in Ihnen, der möglichst gründlich und sorgfältig sein möchte, möglichst langsam.

> Unser Gehirn kann ein und dieselbe äußere Zeitdauer so erleben, dass sie sehr schnell oder sehr langsam vergeht; so als ob in Ihnen eine Uhr ist, deren Zeiger Ihr Gehirn rasend schnell oder unendlich langsam kreisen lassen kann. Sie können für denjenigen in Ihnen, der sorgfältig und gründlich ist, die Uhr sehr, sehr langsam einstellen und einem anderen, der möglichst wenig Raum einnehmen möchte, eine Uhr geben, die schneller läuft. Wie fühlt sich das an, wenn jeder seine eigene Uhr hat und der bisher besorgt und ungeduldig Gewesene eine extrem langsame hat?

Stottern kann als Zwangsstörung verstanden werden, bei der sich – wie oben bereits erwähnt – der Klient im Konflikt befindet, einerseits wenig Zeit und Aufmerksamkeit beanspruchen zu wollen (um gut für andere zu sorgen, um Ärger zu vermeiden, um die Familienregeln zu beachten und dazuzugehören) und andererseits (aus denselben Gründen oder als Gegenimpuls im Sinne der Selbsterhaltung und Selbstfürsorge) möglichst gründlich und sorgfältig sein zu wollen, was aber Zeit und Aufmerksamkeit erfordert.

Der Gruß kann auch bei anderen Anliegen eingesetzt

werden, bei denen es um die gute Nutzung der Zeit, die Vermeidung von Ungenauigkeiten und den guten Umgang mit Fehlern geht.

Wahn und Psychose

Psychose-Patienten berichten immer wieder über belastende Ereignisse in ihrer Kindheit, durch die sie offenbar ihre Fähigkeit, aus einer belastenden Realität unwillkürlich in eine intensive und dauerhaft anhaltende Traumwelt zu wechseln, erworben haben. Die auslösenden Ereignisse vor dem Ausbruch einer Psychose verweisen oft im Sinne traumatischer Auslöser auf ebendiese Ereignisse zurück.

Bei Menschen, die eine sogenannte drogeninduzierte Psychose erleben, fällt auf, dass es solche Auslöseereignisse eher vor einer Phase exzessiven Drogenkonsums und nicht vor der beim Entzug folgenden Psychose gibt. Mir scheint, dass Drogenkonsum und Psychose zwei verschiedene Möglichkeiten sind, um seelischen Schmerz zu betäuben. Die Gabe von Psychopharmaka kann als Angebot verstanden werden, dies auf eine dritte Art zu tun. Für eine Reduzierung und Auflösung solcher Belastungen müssten jedoch traumatherapeutische Konzepte sowie ein Training zum Wahrnehmen, Aushalten und unwillkürlichen Regulieren von seelischem Schmerz herangezogen werden.

Im folgenden Abschnitt möchte ich in Ansätzen skizzieren, wie »Grüße« Teil eines Konzeptes zur Therapie schizophrener Störungen werden können.

Das Traumweltprogramm

T: Manie, Psychose, Schizophrenie, Trauma, Wahn

A: Seele mit Blick auf Traumerzeugung

B: Deine Seele schützt dich durch Träume vor Schmerz, und das ist gut so.
Deine Seele kann ganz spezifisch nur das Schmerzhafte aus der erlebten Realität herausfiltern und mit Traumwelt ummanteln, anstatt alles Realitätserleben im Traummodus darzustellen.

> Vor langer Zeit, als Sie ein Kind waren, war etwas so schlimm, dass Sie gelernt haben, sehr tief zu träumen und die Traumwelt für längere Zeit zu Ihrer eigentlichen Wirklichkeit zu machen. Wenn Sie jetzt etwas unwillkürlich an damals erinnert, kann Ihre Seele dieses Programm wieder einschalten. Grüßen Sie Ihre Seele, sie macht das gut. Sie kann das noch effizienter gestalten, wenn sie nicht die gesamte Wachwirklichkeit in Traumwirklichkeit verwandelt, sondern superspezifisch nur das schmerzende Teilelement der Wachwirklichkeit. Dazu soll sie immer genauer den schmerzhaften Teil aus der Wachwirklichkeit herausfiltern und nur *diesen* mit Traum ummanteln.

Psychotische Patienten sind im Allgemeinen damit einverstanden, dass man mit ihnen über ihre Traumwelt redet, solange man voraussetzt, dass das so in Ordnung ist und nicht versucht, ihnen die Träume auszureden. Die Traumwelt wertzuschätzen und sie in ihrer Funktion zu unterstützen, akuten Schmerz beim Erleben der Wachrealität zu unterbinden, ist daher effektiver, als zu versuchen, das psychotische Erleben pauschal zu reduzieren.

Konzentration aufs Kerngeschäft

T: Manie, Psychose, Schizophrenie, Trauma, Wahn

A: Traumwelt

B: Bitte träume weiter, wenn die Welt um dich genauso ist wie damals, als du erstmals so geträumt hast, und nimm alle Situationen, die anders sind als damals, aus dem Programm!

> Sagen Sie Ihrer Traumwelt bitte, sie soll Sie weiterhin ummanteln, wenn alles wieder so ist wie zu den ganz schlimmen früheren Zeiten. Sie soll Sie davor beschützen, dass jemals wieder das von damals passiert, und dazu braucht sich die Traumwelt nur dann auszubreiten, wenn wieder genau die Leute von damals genau das von damals tun. Alles andere soll sie aus dem Sortiment nehmen wie abgelaufene Ware. Ist das für Ihre Traumwelt in Ordnung, sich so auf ihre Kernaufgabe zu konzentrieren?

Dieser Gruß hat eine ähnliche Struktur wie der vorige. An die Stelle von Konzentration auf den Schutz vor dem Schmerz selbst (statt aufs ganze Wacherleben, in dem der Schmerz erlitten wird) tritt hier die Konzentration auf den

Schmerz in genau der Situation wie damals, als er erstmals aufkam (anstatt auf Situationen mit Parallelen zur traumatisierenden Situation).

Weiter so und raus hier!

T: Psychose, Schizophrenie, Wahn

A: Traum-Ich

B: Du darfst weiter träumen. Lass uns dein Träumen so optimieren, dass du die geschlossene Station bald verlassen kannst.

> Sagen Sie bitte Ihrem Traum-Ich einen schönen Gruß, es darf gerne weiter gut für Sie sorgen. Wir wollen seine Arbeit nur so optimieren, dass Sie hier aus der geschlossenen Abteilung möglichst bald herauskommen und nicht wieder hineinkommen. Ist das Ihrem Traum-Ich so recht?[24]

Der Gruß enthält eine therapeutische Doppelbindung[25]: Das Unbewusste des Klienten wird in seinem psychotischen Verhalten nachdrücklich unterstützt, während ihm gleichzeitig die Idee angetragen wird, dieses Erleben auf eine Weise abzuwandeln, dass eine geschlossene Unterbringung überflüssig wird.

24 Vgl. Hammel 2014a, 192.
25 Hammel 2011, 218ff., Erickson, Rossi, Rossi, 95f.

Jedem das Seine

T: Psychose, Schizophrenie, Wahn

A: Seele

B: Du kannst dein Traum-Ich behalten und es manchmal herunterregulieren, um das Wach-Ich (die Konsens-Wirklichkeit der Menschen in deiner Umgebung) in dir zu aktivieren und so deine Interessen wirksam zu vertreten.

> Damit Sie das Personal und den Richter nicht beunruhigen, ist es wichtig, dass Sie Ihr Traum-Ich so behalten, wie *Sie* das brauchen, und gleichzeitig immer genügend von *der* Wach-Wirklichkeit mitbekommen, die die anderen verstehen können. Dann antworten Sie den anderen nicht mit Ihrem Traum-Ich, sondern mit der Wach-Wirklichkeit, die diese verstehen. Sagen Sie Ihrer Seele einen schönen Gruß, dass sie das Wach-Ich hochfährt und das Traum-Ich herunterfährt, wenn Sie mit diesen Menschen reden[26].

Befragt man Psychosepatienten über ihre Kindheit, so berichten viele, dass sie vor der Gewalt von Familienmitgliedern in eine andere Welt entfliehen mussten, ohne der Bedrohung räumlich entkommen zu können. Psychose scheint mir eine Reaktion auf traumatische Belastungen zu sein, also auf ein überlastendes Erleben von Ohnmacht. So verständlich Zwangsmaßnahmen als Reaktion auf psy-

26 Nach Hammel 2014a, 192f.

chotische Episoden sein können, so sehr fördern sie oft ein Ohnmachtserleben wie jenes, welches die Psychose ursprünglich hervorgebracht hat und möglicherweise immer wieder hervorbringt. So erklärt es sich, dass Psychosepatienten in der Klinik neben dem Thema, das sie sonst ausschließlich beschäftigt, oft noch ein zweites haben: Ich will hier raus!

Der Gruß enthält zwei therapeutische Doppelbindungen. Zum einen wird gesagt, der Klient könne sein Traum-Ich (also das psychotische Erleben) behalten, und gleichzeitig wird angenommen, er könne es zeitweise reduzieren. Zum anderen wird das Traum-Ich in seiner Arbeit unterstützt, Schmerz zu reduzieren, während die Idee eingeführt wird, der Klient könne sich zeitweise auf die Wirklichkeit anderer einlassen, um die retraumatisierende Erfahrung des Eingesperrtseins bald zu beenden.

Traum- und Wachwelt – sowohl als auch

T: Psychose, Schizophrenie, Wahn

A: Der Teil der Seele, der weiß, was für alle wirklich ist, Traum-Ich (zwei Adressaten für zwei Botschaften)

B: Stelle dem ganzen Menschen immer genügend Wirklichkeit-für-Alle zur Verfügung, damit dieser den anderen in deren Wirklichkeit antworten kann, um sicherzustellen, dass diese keine Zwangsmaßnahmen anwenden. Fürs interne Glücklichsein dürfen weiterhin Träume produziert werden.

> Sagen Sie bitte dem Teil Ihrer Seele, der weiß, was für alle wirklich ist, einen Gruß, dass er immer genügend von der ›Wirklichkeit-für-Alle‹ zur Verfügung stellt, damit Sie den anderen in deren Wirklichkeit antworten können, sodass diese beruhigt sind und Sie hier nicht weiter einsperren. Ihr Traum-Ich kann gerne parallel die Träume weiterproduzieren, die Sie haben möchten, um glücklich zu sein, nur eben auf eine Art, sodass immer genügend Wirklichkeit für den Umgang mit anderen Leuten zur Verfügung steht. Ist das in Ordnung?[27]

Die Doppelbindung wird hier aktiv als Doppeldissoziation zweier wohl parallel zueinander angesprochener (also nicht hierarchisch über- und untergeordneter) Instanzen gestaltet. Eine zusätzliche (hierarchisch geordnete) Dissoziation ist die zwischen der »Seele« und einem »Teil« von ihr. Unterschieden wird aber vor allem zwischen zwei Teilen des Menschen und dem Menschen selbst: Es gibt »Sie«, den »Teil Ihrer Seele, der weiß, was für alle wirklich ist« und das »Traum-Ich«.

Bevor der Traum zum Albtraum wird

T: Psychose, Schizophrenie, Wahn

A: Der Teil der Seele, der weiß, was für alle wirklich ist

B: Bei den ersten Vorzeichen eines Umschlagens angenehmer Träume in Albträume soll ein bisschen »Wirklichkeit aller

27 Hammel 2014a, 193.

Leute« als die bessere Alternative zur Albtraumwelt aktiviert werden.

> Der Teil, der in Ihnen für die Wirklichkeit aller Leute zuständig ist, kann auch beobachten, wann aus Ihrer Traumwelt eine Albtraumwelt wird, die sich gar nicht lohnt, und kann Ihnen immer bei den Vorzeichen einer solchen Albtraumwelt stattdessen ein bisschen Wirklichkeit einblenden. Können Sie derjenigen, die in Ihnen gut über die Wirklichkeit aller Leute Bescheid weiß, einen schönen Gruß ausrichten, dass sie das für Sie macht?[28]

Die Intervention ähnelt anderen Grüßen, die eingesetzt werden, um nächtliches Wachliegen bei Depression und Trauer, Schlafapnoe oder anderen Abweichungen vom normalen Schlafverhalten neu zu konditionieren[29]. Bei den ersten Vorzeichen dessen, dass angenehmes Traumerleben im Rahmen einer Psychose in ein albtraumhaftes Erleben umschlagen kann, soll sich diejenige Instanz, die für die Wirklichkeit aller Menschen zuständig ist, einschalten und Wachwirklichkeit entstehen lassen.

28 Hammel 2014, 195.
29 Siehe die Kapitel zu »Depression« und »Schlaf«.

Träumen und Wachen – tue mehr desselben!

T: Psychose, Schizophrenie, Wahn

A: Traum-Ich, der Teil der Seele, der weiß, was für alle wirklich ist (zwei Adressaten und zwei Botschaften)

B: Traum-Ich, bitte träume noch mehr! Wach-Ich, bitte wache noch mehr!

> Sagen Sie Ihrem Traum-Ich und derjenigen in Ihnen, die weiß, was für alle wirklich ist, einen Gruß, dass sie das, was sie bereits so gut macht, immer besser macht, dass Sie außer der Traumwelt immer genügend Wirklichkeitswelt zur Verfügung haben für das, was Sie brauchen, und für die Menschen, denen Sie begegnen[30].

Hier geschieht eine Doppelbindung in Form der Förderung beider Seiten einer Ambivalenz, des symptomatischen Verhaltens, das Trennung von der Gemeinschaft mit anderen Menschen bedeutet, und des symptomfreien Verhaltens, das Gemeinschaft mit anderen (aber damit auch bedrohliche Begegnung) ermöglichen könnte. Da das Traum-Ich nicht bekämpft, sondern gefördert ist, braucht es nicht zwanghaft immer mehr zu träumen. Das Wachen aber erscheint weniger gefährlich, wenn das Träumen mehr gefördert wird. Die Förderung außerpsychotischen Erlebens wird möglich durch die gleichzeitige Unterstützung des Schutzes durch psychotisches Erleben. So kann das

30 Hammel 2014a, 196.

Wach-Ich mehr wachen, weil das Traum-Ich mehr träumen darf.

Wechsel des Betriebssystems

T: Durchgangssyndrom, Psychose, Residuum, Schizophrenie, Wahn

A: Gehirn

B: Dein Gehirn kann die Reste von Psychose, die nicht zum übrigen Erleben passen, identifizieren und anpassen oder durch etwas anderes ersetzen, was zu deinem überwiegenden Wirklichkeitserleben passt.

> Der Wechsel von Psychose zum Normalzustand ist wie der Wechsel zwischen zwei Betriebssystemen, zum Beispiel Windows und Linux. Sagen Sie Ihrem Gehirn bitte einen schönen Gruß, es kann sein, dass unter dem neuen Betriebssystem noch nicht alle Programme und Funktionen störungsfrei laufen. Es soll die Festplatte durchscannen und die entsprechenden Teile, so wie es nötig ist, ersetzen oder ergänzen[31].

Der Gruß ist für Klienten gedacht, die überwiegend außerpsychotisch leben, jedoch zwischendurch noch wahnhafte Ideen verfolgen. Er kann in ähnlicher Form an Menschen

31 Die Intervention verdanke ich einem Klienten, der mir nach dem Abklingen einer Psychose mitteilte, was ich mit seinem residualen Zustand tun solle.

gerichtet werden, die ein Durchgangssyndrom durchleben und Schwierigkeiten haben, sich in der Realität zurechtzufinden.

Trauer

Trauer entsteht durch den Verlust eines Menschen, im weiteren Sinne auch einer Sache, Hoffnung, Überzeugung, Gruppe, Tätigkeit, Umgebung oder Handlungsmöglichkeit, die zum Sinn- und Identitätserleben beiträgt.

Wenn Identität dadurch entsteht, dass ich mich im Spiegel der wichtigen Menschen, die mich betrachten und behandeln, kennenlerne, ist der Verlust eines solchen Menschen auch ein Verlust für das Erleben von Identität. Trauer bedeutet, dass mein Inneres einen Weg sucht, mit dem Verlust, der äußerlich und innerlich entstanden ist, umzugehen.

Auf den ersten Blick ist Trauer schwer zu beeinflussen, und man kann fragen, ob es angemessen ist, sich therapeutisch darum zu bemühen.

Allerdings sind die Gesundheit und Arbeitsfähigkeit trauernder Menschen und ihre Fähigkeit, soziale Kontakte zu pflegen oder sich sicher im Straßenverkehr zu bewegen, oft infrage gestellt. Auch das Risiko, sich süchtig zu verhalten, steigt, und zuweilen besteht die Gefahr, dass Trauer in Depression oder andere chronische psychische Belastungen umschlagen kann.

Die Wucht der Trauer kann enorm reduziert werden, wenn es gelingt, die Aufmerksamkeit nicht auf das Vergangene, sondern auf etwas Bleibendes oder Beginnendes zu richten, was damit verbunden ist. Diesen Weg geht der Gruß unter dem Titel »Der unsichtbare zweite Teil«.

Eine wesentliche Verringerung des Leidens gelingt regelmäßig auch dann, wenn Trauer in ihrer Ambivalenz gesehen und zwischen dem Wert der Trauer und den nebenwirkungsreichen Strategien unterschieden wird, die der Organismus gefunden hat, um diesen Wert zum Ausdruck zu bringen. Das geschieht in der Intervention »Die Größe des Schmerzes und die Größe der Liebe«.

Der unsichtbare zweite Teil

T: Inhaftierung, Migration, Trauer

A: Inneres

B: Auf andere Art geht das gemeinsame Leben weiter.

> Wenn jemand stirbt, meinen wir, der andere sei weg, aber in Ihnen ist er da. Wenn es für Sie passt, sagen Sie Ihrem Inneren: Was damals begonnen hat, ist der unsichtbare zweite Teil Ihres gemeinsamen Lebens.

Den letzten Satz dieses Grußes kann man hervorheben, indem man ihn langsam, bedächtig und mit besonderem Nachdruck spricht. Auch wenn viele Menschen anderer Auffassung sein mögen: Es ist möglich, nach einem Todesfall auf eine gesunde Art Kontinuität und Gemeinschaft innerlich weiter zu erleben. Wenn wir die Aufmerksamkeit vom Vergangenen zum Bleibenden und Beginnenden umfokussieren und dabei den geliebten Menschen im Blick behalten, verändert sich die Trauer. Die Botschaft dieses Grußes wird von vielen Menschen mit Erleichterung und Dankbarkeit aufgenommen.

Die Größe des Schmerzes und die Größe der Liebe

T: Inhaftierung, Trauer, Trennung, Unwillkommensein, Verlust

A: Trauer

B: Schmerz ist keine Messgröße für Liebe, Treue, Streben nach Beständigkeit und Zugehörigkeit. Er kann unabhängig von solchen Werten reguliert werden.

> Richten Sie bitte der Trauer aus: Die Größe der Liebe braucht *nicht* proportional zur Größe des Schmerzes zu sein. Sie können viel geliebt haben und all Ihre Werte würdigen, *ohne* entsprechend zu leiden. Ihr Inneres kann also die gute Intention der Trauer vom Schmerz unterscheiden. Wie ist das für Sie?[32]

Wenn wir trauernde Menschen darauf aufmerksam machen, dass ihr Inneres Werterleben und Belastungserleben unabhängig voneinander regulieren kann, reduziert das die Belastungen der Trauer oft erheblich.

32 Vgl. Hammel 2009, 275.

Was sagt Ihre Mutter dazu?

T: Trauer, Schuldgefühl

A: Mutter (verstorben)

B: Tote sind gnädig. Die Person, an der Sie glauben, schuldig geworden zu sein, sieht die Sache wahrscheinlich anders als Sie. Je größer der gefühlte Verlust ist, je mehr ist anzunehmen, dass die Mutter eine großzügige Haltung einnimmt. Sie können ihr (oder Ihrem inneren Film von ihr) die Deutungshoheit für die Situation geben, weil sie die am meisten Betroffene ist.

> Wenn ich mir vorstelle, dass es eine jenseitige Welt gibt, wo Ihre Mutter ist, und Sie sie dort besuchen und ihr sagen: »Mama, ich fühle mich schuldig an deinem Tod«, was, meinen Sie, antwortet sie Ihnen?

Je schuldiger die Hinterbliebene sich selbst sieht, desto großzügiger und wertorientierter wird sie wahrscheinlich die Mutter sehen. Das großzügige Urteil der Mutter als maßgeblich anzusehen, passt auch zu einer Haltung, die den Rechten und Interessen der Mutter den Vorrang gibt. Meistens antwortet die verstorbene Person etwas wie: »Was machst du dir für Sorgen? Dafür kannst du gar nichts!« oder: »Das ist alles in Ordnung. Mach dir keinen Kopf um mich. Mir geht es gut.« Man kann die Frage anschließen: »Wer kann es besser wissen als Ihre Mutter?«

Das Vermächtnis weitergeben

T: Trauer

A: Verstorbene Person

B: Was du mir gegeben hast, gebe ich weiter an andere, denen du es auch geben würdest. So handelst du weiter durch mich, und ich erweise dir meinen Dank.

> In Gedanken können Sie Ihrer Mutter einen Gruß sagen: Das Gute, das sie Ihnen gegeben hat, werden Sie weitergeben an Menschen, denen sie es sicher auch gegeben hätte. So beschenkt Ihre Mutter die Welt weiter durch Ihr Herz, Ihren Mund, Ihre Hände. In gewisser Weise geben Sie dabei das Gute, indem Sie es weitergeben, wie ein Geschenk des Dankes an Ihre Mutter zurück.

Der Gruß eröffnet eine Sicht, wonach das liebevolle Geben und Nehmen zwischen der verstorbenen und der hinterbliebenen Person nicht beendet ist, sondern weitergeht[33].

Grüße an das Kind im Bauch

T: Behinderung, Fortpflanzungsmedizin, Frühgeburt, Schwangerschaft, Totgeburt, Trauer, Trauma, Zwillinge (Mehrlinge)

A: Kind im Bauch (Embryo)

---

33 Vgl. Hammel 2009, 180 f. Zum Konzept des Ausgleichs von Geben und Nehmen vgl. Weber 1997, 22 f.

B: Ein bestimmter schmerzlicher Teil meiner Gefühle hat nichts mit dir, sondern mit einem anderen Kind zu tun. Lass uns das unterscheiden.

> Sagen Sie dem Kind in Ihrem Bauch einen Gruß: Du bist einzigartig und wunderbar! Und die Furcht oder Verwirrung, die du vielleicht bei mir spürst, hat gar nichts mit dir zu tun, sondern mit einem ganz anderen Kind aus einer Zeit, bevor du da warst. Das sind zwei ganz verschiedene Geschichten, die nichts miteinander zu tun haben.

Der erste und wahrscheinlich eigentliche Adressat des Grußes ist nicht das Kind, sondern die schwangere Frau. An sie ergeht eine dreifache Botschaft: Du hast mit Blick auf einen Menschen guten Grund zu trauern. Du hast mit Blick auf einen anderen Menschen guten Grund, dich zu freuen. Unterscheide beides und beziehe jedes Gefühl nur auf die Person, die es betrifft.

Der Gruß kann mit Abwandlungen dort eingesetzt werden, wo ein Kind geboren wurde und zeitnah ein Trauerfall (etwa der Tod eines Zwillings), die Trennung der Eltern oder eine andere schwere Belastung erfolgte.

Selbstsicherheit und Selbstbewusstsein

Um ein Bild davon zu bekommen, wer es ist, orientiert sich ein Kleinkind daran, als was für eine Person die anderen Menschen in seiner Umgebung es behandeln. Die inneren Abbilder dieser Menschen in uns schaffen ein Bewusstsein von unserem Wert, das man als starkes oder schwaches Selbstbewusstsein beschreiben kann. Daran, wie zugehörig, willkommen, geliebt und geachtet wir uns als Kinder erleben, entscheidet sich zu einem großen Teil, mit welchem Selbstbewusstsein wir uns später in der Welt bewegen.

Menschen haben in unterschiedlichen Lebensbereichen ein jeweils unterschiedliches Selbstbewusstsein. Menschen können ein starkes professionelles Selbstbewusstsein, aber ein unsicheres in Bezug auf das Geschlecht, ein durchmischtes in Bezug auf ihre Haushaltsführung und zugleich ein schwaches künstlerisches Selbstbewusstsein haben.

Man könnte versucht sein zu denken, die Vergangenheit könne man nicht ändern. Allerdings ist das Einzige an der Vergangenheit, was biologisch relevant ist, die Erinnerung, und diese findet immer in der Gegenwart statt. Wenn wir etwas sehen, hören, fühlen oder denken, was uns an früher erinnert, lösen diese Reize regelmäßig ein Netzwerk von Emotionen, inneren Bildern und Körperreaktionen aus. Diese konditionierten Reaktionen, die nichts anderes als Erinnerungen sind, lassen sich durchaus neu gestalten. Dazu gehören auch die Ideen, die wir immer wieder unwillkürlich über uns selbst erzeugen, wenn wir unsere Fähigkeiten, charakterlichen Eigenarten und den uns zugeschriebenen Wert betrachten.

Bei der Arbeit mit einem Selbsterleben, das in der Kindheit geprägt wurde, scheint es mir wichtig, sich nicht zu sehr von Vorstellungen beeindrucken zu lassen wie diese: Vergangenes ließe sich nicht mehr ändern, was lange Zeit bestanden habe, brauche lange, um es neu zu gestalten, oder vermeintlich schwere Symptombilder seien nur schwer aufzulösen. Ich schlage vor, viel eher die Haltung einzunehmen:

Alles, was für den Organismus relevant ist, geschieht in ihm in der Gegenwart und kann daher auch in der Gegenwart neu gestaltet werden.

In die Energie kommen

T: Angst, Burn-out, Depression, Motivation, Zwang

A: Körper

B: Wir können jederzeit spontan wissen, was uns fördert oder hindert, und uns dabei an einem Körpergefühl orientieren.

Sagen Sie Ihrem Körper einen schönen Gruß, dass er Ihnen bei jedem Gedanken, jedem Wort und allem, was Sie tun, ein genaues Gefühl dafür gibt: Fühlt es sich kraftvoll, lebendig, energiereich an oder schlapp, nervig, wirr? Sagen Sie ihm, alles, was sich stärkend anfühlt, das wollen Sie fortsetzen und mehr davon tun, und alles, was sich schwächend anfühlt, das wollen Sie unterbrechen und weniger davon tun. Ihr Körper kann Ihnen dabei helfen.

Der Gruß ist universal einsetzbar.

Deine beste Freundin

T: Aggression, Borderline, Burn-out, Depression, Glauben, Helfen, Perfektionismus, Selbstsicherheit, Zwang

A: Gehirn

B: Wenn du dich weniger gut behandelst als die liebsten anderen, unterbrich dich und korrigiere das im Geist.

> Schimpfen Sie manchmal mit sich selbst und verlangen Sie manchmal mehr von sich als von anderen? Grüßen Sie bitte Ihr Gehirn: Immer, wenn Sie weniger gut mit sich selbst reden oder umgehen, als Sie es mit Ihrer besten Freundin tun würden, soll es Sie unterbrechen und Ihnen zeigen, wie es aussieht, wenn Sie sich genauso gut behandeln. Danach denken Sie weiter.

Auch dieser Gruß ist universal einsetzbar.

Menschen, die in ihrer Kindheit Vernachlässigung oder Gewalt erlebt haben oder die über ihr Willkommensein verunsichert waren, haben eine erhöhte Tendenz zu den angedeuteten Weisen des Umgangs mit sich selbst.

Die Urahnin mit dem Blick fürs Gute in dir

T: Beruf, Depression, Familie, Selbstsicherheit, Selbstwert, Willkommensein

A: Die Selbstunsichere (mit liebevoller Urahnin als Grußabsender)

B: Diejenige in Ihnen mit dem besten Blick für Ihre Kompetenzen und Ressourcen hat gute Nachrichten für diejenige, die bisher keinen guten Blick dafür hatte. Suchen Sie danach und lassen Sie sich vom Ergebnis überraschen!

> Angenommen, unter Ihren Millionen Vorfahren tritt diejenige hervor, die den besten Blick für das hat, was schön und wertvoll an Ihnen ist, und aus Ihnen heraus tritt diejenige, die sich nicht gut findet, und stellt sich ihr gegenüber, und Sie hören zu, was diese liebevolle Urahnin der Unsicheren da drüben mitteilt, was vermuten Sie, sagt sie, womit die andere gar nicht gerechnet hat?

Wenn es schwierig sein sollte zu formulieren, was diese Vorfahrin sagen würde, kann die Klientin oder der Klient gebeten werden, zunächst zu beschreiben, welche Körperhaltung diese liebevolle Person mit gutem Blick für Kompetenzen einnimmt, wie sie schaut, klingt und atmet. Danach kann sich die Klientin an deren Platz stellen und ihren inneren Impulsen nachgehen, was sie der Selbstunsicheren an Gutem mitteilen möchte.

Auftritts- und Prüfungsangst

Auftritts- oder Prüfungsangst wird nicht unbedingt durch ein generell unsicheres Selbstbewusstsein erzeugt, sondern viel häufiger durch spezifische biographische Erlebnisse, durch die Prüfungen oder andere Erfahrungen der Selbstpräsentation mit Versagen oder anderen belastenden Erlebnissen verbunden wurden. Damals fühlten sich die Betroffenen dem Geschehen hilflos ausgeliefert, sodass sie nicht die Hoffnung entwickelten, durch ein angepasstes Verhalten zu einem besseren Ergebnis zu kommen.

Fragt man Klienten, wann sie zum ersten Mal Prüfungsangst erlebt haben und was in dieser Zeit in ihrem Leben geschehen sei, findet man zweierlei:

Einige Menschen berichten von Zeiten der Trauer, von Verlustangst oder Traumatisierung, andere von überraschender Bestrafung oder von Nichtbestehen anstelle einer erwarteten Würdigung und guten Benotung. Daraus ergeben sich für mich zwei Modelle für das Entstehen von Prüfungsangst. Im einen Fall führte Trauer oder eine andere schwere Belastung anfangs zu einem Leistungsabfall. Danach wurde der ursprüngliche Auslöser als Ursache vergessen, und die Klienten dachten fortan, sie hätten ein Problem mit Prüfungen an sich, was zu einer sich immer weiter verstärkenden Blockade führte. Im anderen Fall wurde ein besonderes Engagement für die Prüfung auf eine für den Prüfling schockierende Weise negativ sanktioniert, sodass er die Idee entwickelte, gerade, wenn er sich gut vorbereitete, werde sich dies negativ auswirken.

Zum Entstehen von Prüfungs- und Versagensangst trägt es wohl auch bei, wenn Menschen generell hohe Erwartungen an sich selbst richten und sich gleichzeitig für Fortschritte und gute Leistungen wenig Anerkennung gönnen. Oftmals folgen sie damit dem Verhalten ihrer elterlichen Bezugspersonen. Erschwert wird die Situation, wenn der Eindruck entsteht, elterliche Zuwendung sei an Lernerfolg gekoppelt, die Anerkennung, in der sich diese Zuwendung ausdrückt, sei schwer zu bekommen und der Erfolg des Strebens danach sei ungewiss. Zuweilen entsteht für die Klienten eine seltsame Doppelbindung, als ob die Glaubenssätze »Ich muss alles geben, um Liebe zu erhalten« und »Selbst, wenn ich alles gebe, bekomme ich nicht viel« miteinander in Wettbewerb stünden.

Lernen wie Spielen

T: Prüfungsangst, Prüfungsversagen, Schulangst

A: Das Kind, das du früher warst

B: Übernimm du die Führung! Wenn du das tust, ist Prüfungen vorbereiten und bestehen wie Lego spielen.

> Als Kind von ein, zwei Jahren hast du schnell, leicht und fehlerfrei eine Sprache zu sprechen gelernt, ganz ohne Noten. Du hast sitzen, stehen, gehen und rennen gelernt. Du hast Lego, Piraten und Verstecken gespielt, hast Rad fahren gelernt, hast alles erobert und dir angeeignet, was du erreichen wolltest, und es hat ganz von selbst funktioniert. Sag diesem Kind in dir einen Gruß, es soll mal die Führung übernehmen. Und wenn du lernst oder liest, wenn du zur Prüfung gehst und da etwas schreibst oder sagst, ist das in Wirklichkeit Lego spielen, genau das und nichts anderes.

Früher habe ich Schülern und Studierenden mit Prüfungsangst diese Haltung im Rahmen einer Hypnosesitzung vermittelt, mit gutem Erfolg. Inzwischen verwende ich eher Grüße wie diesen, mit der gleichen Wirkung.

Investieren

T: Dreierbeziehung, Migration, Partnersuche, Prüfungsangst, Unternehmensgründung, Zwang

A: Der, der zögert

B: Investieren bedeutet, das Risiko des Scheiterns für die Chance eines Erfolgs in Kauf zu nehmen.

> Sagen Sie demjenigen in Ihnen, der zögert, einen Gruß: Der Weg ins verheißene Land führt über eine schmale Brücke. Sie gehen, wenn der Reiz, auf die andere Seite zu kommen, für Sie mehr bedeutet als die Furcht zu stürzen. Investieren bedeutet, etwas Wünschenswertes zu ermöglichen und dafür die prinzipiell auch vorhandene Möglichkeit des Scheiterns von vornherein anzunehmen. Wenn Sie das tun, können Sie gehen.

Der Gruß ist für Menschen geeignet, die sich scheuen, etwas Neues zu erproben und daher in alten Strukturen, die sich möglicherweise nicht bewähren, verharren. Insbesondere bei neuen Schritten im Beruf und in der Partnerschaft kann der Gruß helfen, um Menschen zu ermutigen, in Bewegung zu kommen.

Schlaf

Klassische Schlafstörungen sind Ein- und Durchschlafstörungen, Früherwachen, Schlafwandeln, Albträume und Pavor nocturnus. Die Neukonditionierung des Schlafverhaltens mithilfe von Grüßen an das Unbewusste ist ein äußerst effektiver Weg, um solche Anliegen zu bearbeiten.

Auch Probleme wie Zähneknirschen, Schlafapnoe, Schnarchen und morgendliches Verschlafen können so angegangen werden.

Im Zusammenhang von Durchschlafstörungen, beispielsweise bei trauernden und depressiv lebenden Menschen, hat sich der »Gruß ans Schlaf-Ich« als äußerst hilfreich erwiesen.

Auch das nächtliche Einnässen von Kindern und Erwachsenen kann, wenn keine organischen Gründe vorliegen, mit Grüßen gut behandelt werden. Beispiele hierfür bieten die beiden letzten Grüße dieses Abschnittes.

Gruß ans Schlaf-Ich

T: Burn-out, Depression, Durchschlafstörung, Trauer, Trauma

A: Schlaf-Ich

B: Du kannst die Vorzeichen des bisherigen Aufwachens identifizieren und sie als Auslöser zum Tiefer-Schlafen nutzen.

Sagen Sie Ihrem Schlaf-Ich einen schönen Gruß, es soll gucken, wovon Sie aufwachen, und immer bei den *Vorzeichen* des Aufwachens *tiefer* schlafen! Interessanterweise lässt davon die Erschöpfung nach und dadurch auch die Depression. Beobachten Sie das bitte bis zur nächsten Stunde und teilen Sie mir mit, was Ihnen aufgefallen ist[34].

Der Gruß ist sehr effektiv bei Durchschlafstörungen in Verbindung mit Depression, Trauer und Traumatisierungen sowie bei Durchschlafstörungen aufgrund von hohen Anforderungen des Klienten an seine Planungs- und Arbeitsleistung. Bei Menschen, die nachts traumatisiert wurden, sodass die Schlafsituation selbst (Tiefschlaf, eine bestimmte Uhrzeit, ein bestimmtes Bett, Schlafen mit anderen Personen im Haus) Auslöser fürs Aufwachen ist, kann es nötig sein, zuerst diese Konditionierung aufzulösen, um zu vermeiden, dass eine Leibwächterinstanz ihr Veto einlegt. Das kann etwa mit einem Gruß geschehen, der die Einladung enthält, nur noch dann in der bisherigen Weise aufzuwachen, wenn wirklich genau dieselbe Situation mit denselben Personen in denselben Rollen vorliegt wie damals als der Klient erstmals in dieser Weise aufwachte.

Schlafapnoe

T: Schlafapnoe

A: Körper

B: Du kannst die Vorzeichen von Atemaussetzern im Schlaf identifizieren und als Auslöser nehmen, um tief und regelmäßig zu atmen.

34 Hammel 2014a, 291.

> Sagen Sie bitte Ihrem Körper einen schönen Gruß, er soll ab heute immer bei den ersten *Vorzeichen* einer nächtlichen Atemstockung besonders tief atmen, sodass Sie umso angenehmer weiterschlafen[35].

Der Gruß führt dazu, dass schwaches und unregelmäßiges Atmen, eine angespannte Muskulatur und Angst als Auslösesignale genutzt werden, um besonders tief und regelmäßig zu atmen und Schlafapnoephasen überflüssig zu machen. Um die Plausibilität zu erhöhen, dass Konditionierungen des Schlafverhaltens möglich sind, kann der Gruß umrahmt werden von Erzählungen darüber, wie Menschen lernen, bei den Vorzeichen des nächtlichen Einnässens (Blasendruck) aufzuwachen und zur Toilette zu gehen, sich bei den Vorzeichen des Aus-dem-Bett-Fallens (heraushängender Arm) auf die andere Seite zu drehen oder auch eine Minute vor dem Wecker aufzuwachen, weil eine innere Uhr ihnen sagt, dass es Zeit dafür ist.

Der angstfreie Atem

T: Albtraum, Durchgangssyndrom, Koma, Narkose, Panikattacke (nächtlich), Parkinson (Medikamentennebenwirkung), Pavor nocturnus, Trauma (Traumatisierung bei Nacht oder aus dem Schlaf heraus)

A: Schlaf-Ich

---

35 Hammel 2014a, 291.

B: Du kannst mit dir vereinbaren, den Atem immer dann, wenn er zu Angst passt, so abzuändern, dass er zu Sicherheit passt.

> Richten Sie Ihrem Schlaf-Ich bitte aus: Wenn Sie etwa im Schlaf anfangen würden, einen Atem zu haben, der zu Angst passen könnte, soll es bitte in großen, tiefen, ruhigen Wellen atmen und diese Atemwellen immer größer, tiefer und schöner werden lassen[36].

Der Gruß ist geeignet, um den Grad von Angst im Schlaf (Narkose, Koma) systematisch zu reduzieren und damit Albträume, Pavor nocturnus und nächtliche Panikattacken zu reduzieren.

Ein alternativer Stimulus wäre: »…wann immer der Grad von Angst in Ihren Träumen den Skalenwert ›2 von 10‹ überschreitet…«

Der Schnarchengel

T: Albtraum, Pavor nocturnus, Schlafwandeln, Schnarchen, Zähneknirschen

A: Schnarchende Person

B: Die schnarchende Person kann nachts neben Ihrem Bett stehen, auf Sie aufpassen und Ihnen alle überschüssige körperliche und emotionale Anspannung entziehen, die bisher zum Schnarchen geführt hat.

36 Eine andere Form der Neukonditionierung des Schlafverhaltens bei Albträumen findet sich bei Hammel 2009a, 107.

Stellen Sie sich vor dem Einschlafen vor, Sie können denjenigen, der nachts oft schnarcht, aus sich herausnehmen und als Schutzengel neben Ihr Bett stellen. Bitten Sie ihn, im Schlaf regelmäßig jede erhöhte Muskelspannung und emotionale Anspannung aus Ihnen zu nehmen; und auch Sie können die Anspannung regelmäßig an ihn abgeben. Loben Sie ihn, wenn er seine Arbeit gut macht und Sie wenig schnarchen, motivieren Sie ihn, wenn er noch häufiger aktiv werden soll.

Alternativ kann eine Instanz im Schnarch-Hörer gebeten werden, bei Schnarchgeräuschen konsequent noch tiefer zu schlafen. Oder der Schnarcher kann vom Schnarch-Hörer gegrüßt werden: »Immer wenn du Schnarchgeräusche machst, ist das das Signal, um sofort leise weiterzuatmen.« Die Grüße »Die Spannung umverteilen« und »Arbeit an der Takelage« aus dem Kapitel zur Muskulatur sind hier ebenfalls nützlich[37].

Schleuse zu!

T: Enuresis

A: Blase

B: Ein trockenes oder nasses Bett zu haben ist kein passiv hinzunehmendes Geschehen, sondern eine Entscheidung

37 »Ich habe das mit dem Schnarchengel gleich ausprobiert. Mein Mann ist Ihnen sehr dankbar«, teilte eine Testleserin des Manuskripts zu dieser Intervention mit.

deiner Organe, und du kannst sie veranlassen, in deinem Sinne zu entscheiden.

> Sag doch deiner Blase einen schönen Gruß, dass sie die Schleuse heute Nacht zulässt.

Den Gruß formulierte eine Seminarteilnehmerin abends am Bett ihrer elfjährigen Tochter, die an primärer Enuresis litt. Das Bett blieb in dieser Nacht ungewöhnlicherweise trocken. Nachts darauf war es wieder nass. Am Abend darauf schlug die Teilnehmerin ihrer Tochter den nachfolgenden Gruß vor.

Hahn zu!

T: Enuresis

A: Nieren, via Gehirn (zweistufiger Gruß)

B: Nicht du, also dein Bewusstes, sondern dein Gehirn, also dein Unbewusstes, macht die Arbeit. Dein Körper arbeitet für dich und braucht nur sinnvoll instruiert werden. Dein Körper hat gleich mehrere Möglichkeiten, das Problem zu lösen.

> Sag doch deinem Gehirn, es soll deine Nieren grüßen, dass sie heute Nacht mal weniger Urin produzieren.

»Das ist ja wie bei Otto: ›Großhirn an Kleinhirn‹«, fand die Tochter und lachte. Eine weitere Diskussion fand nicht statt. In dieser Nacht war das Bett zum zweiten Mal trocken.

In den vier nächsten Nächten war es dreimal trocken. Zwei Monate später teilte mir die Mutter mit, dass ihre Tochter zum ersten Mal in ihrem Leben komplett trocken war.

Essen, Sucht, Gewohnheit

Um süchtiges Verhalten zu reduzieren, kann man den süchtigen Menschen imaginativ vom physisch anwesenden Klienten dissoziieren, den Süchtigen also beispielsweise unsichtbar auf einen anderen Platz als den des Klienten setzen, die guten Intentionen des Süchtigen anschauen und würdigen und diesem eine Zusammenarbeit zur besseren Umsetzung seiner guten Werte anbieten. Diese Möglichkeit wird in der Intervention »Den Raucher in seiner guten Absicht unterstützen« dargestellt.

Eine andere Möglichkeit besteht darin, mit dem Klienten darüber zu sprechen, wo es in seinem Leben einen sehr kontrollierten, disziplinierten, gut organisierten Lebensbereich gebe und wo einen eher unkontrollierten. Er solle bitte darüber nachdenken, was die Vorteile beider Bereiche seien und wie beide profitieren könnten, wenn sie gut miteinander vernetzt existierten. Man kann den Therapieraum in zwei Bereiche unterteilen, in den eher kontrollierten, der mit Erfolg und Anerkennung, aber auch mit Anstrengung verbunden sein mag, und in den eher unkontrollierten, mit Entspannung, Genuss oder Autonomieerleben. Man bitte den Klienten, sich in den kontrollierten Bereich zu stellen, sich imaginativ mit seinen Vorzügen vollzusaugen, diese mit einem Schritt auf die andere Seite des Raumes in den unkontrollierten Bereich zu bringen und zu erleben, was sich dort verändert. Dann bittet man den Klienten, sich mit den Vorzügen des entspannten, autonomen, unkontrollierten Lebensbereiches vollzusaugen, dieses Erleben mit einem Schritt auf die Seite des kontrollierten Lebensbereichs zu bringen und zu beobachten, was sich dort verändert[38]. Dann kann die Unterscheidung zwischen beiden aufgehoben oder ein dritter, von beiden Zonen unabhängiger Bereich etabliert werden. Bei diesem Vorgehen können Grüße an den Disziplinierten beziehungsweise Freiheitsliebenden verwendet werden – oder auch an den Menschen, der der Klient sein wird, wenn er sich aus dieser einengenden Dichotomie des Lebens befreit hat.

Die oben dargestellten Möglichkeiten zielen darauf, den süchtigen Menschen vom Ich zu dissoziieren oder den süchtigen und den disziplinierten voneinander und vom Ich zu dissoziieren und sie dann auf eine hilfreiche neue Art miteinander und mit dem Ich zu assoziieren.

Im Umgang mit anorektisch lebenden Menschen kann man auch die verborgene Instanz, die weiß, was wirklich ein gesundes Gewicht und eine gesunde Art, sich zu ernähren, sind, bitten, die Führung im Leben des Klienten zu übernehmen, ganz gleich, was der Klient oder andere Menschen bewusst über dieses Thema denken. Das Vorgehen wird in dem Gruß »Ein gesundes Gewicht« dargestellt.

Ähnliche Vorgehensweisen sind natürlich auch bei anderen Formen süchtigen Verhaltens möglich. Statt eine In-

38 Eine genauere Beschreibung des Vorgehens findet sich in Hammel 2016 a, 84.

stanz aufzurufen, die weiß, was wirklich ein gesundes Gewicht ist, kann aus der Seele derjenige herbeigerufen werden, der eine ausgezeichnete unwillkürliche Fähigkeit zur Regulierung von psychischem Schmerz hat, insbesondere mit Blick auf Erlebnisse in der Zeit, als die Sucht begann.

Ein gesundes Gewicht

T: Anorexie, Bulimie, Essstörung, Körperschemastörung

A: Der Teil des Unbewussten, der weiß, was wirklich ein gesundes Gewicht ist

B: Steuere das Essverhalten im Sinne eines gesunden Gewichts, egal, was das Bewusste für richtig hält.

> Ich mag nicht mit Ihnen diskutieren, ob Sie unter- oder übergewichtig sind. Wahrscheinlich sind Sie des Diskutierens schon müde. Wenn es für Sie in Ordnung ist, bitten wir hiermit *den* Teil Ihres Unbewussten, der besser als Ihr und mein Bewusstes weiß, was gesundes Essen und ein gesundes Gewicht bei Ihnen *wirklich* bedeuten, dass er – egal, wer bei solchen Diskussionen recht hat – ab jetzt Ihr Essverhalten steuert. Können wir das so machen?

Den Gruß entwickelte ich während der Arbeit mit einer anorektischen Patientin. Die Patientin berichtete in der Folgestunde, es sei merkwürdig: Sie habe zwar zugenommen, aber es mache ihr nichts aus[39].

---

39 Vgl. Hammel 2014a, 30.

Den Raucher in seiner guten Absicht unterstützen

T: Rauchen, Sucht

A: Der Teil, der manchmal raucht

B: Du willst Gutes, und ich will dich dabei unterstützen!

> Grüßen Sie bitte den Teil von Ihnen, der manchmal raucht: Ich weiß, dass er nur Gutes für Sie will … vielleicht Sie belohnen, trösten oder entspannen. Ich möchte, dass wir das Gute zusammen mit ihm noch besser umsetzen, ohne die bisherigen Nebenwirkungen. Ist ihm das recht? Ihnen auch?[40]

Den Raucher, der bisher im Klienten aktiv ist, für seine gute Absicht anzuerkennen und ihn in der Verfolgung derselben zu unterstützen, dient als Grundlage, um Instanzen, die andere Interessen als die Therapie verfolgen könnten, für eine Kooperation zu gewinnen.

Immunsystem

Die erste Intervention in diesem Abschnitt befasst sich mit der Stärkung des Immunsystems mit Blick auf Infektionserkrankungen, die darauffolgenden können bei Allergien, Asthma und Lebensmittelunverträglichkeiten zum Einsatz kommen. Daneben kommt sicher auch ein Einsatz bei anderen Störungen wie Morbus Crohn und Colitis infrage.

---

40 Hammel 2014 a, 290 f.

Allergische Symptome sind unverhältnismäßig starke Abwehrreaktionen des Körpers auf oftmals eher harmlose Reize. Fragt man Klienten nach der Zeit der Allergieentstehung, berichten sie regelmäßig von hohen psychischen Belastungen. Diese können aus einem Einzelereignis, aus einem Zusammentreffen mehrerer Ereignisse oder aus einer Reaktivierung von früherem traumatischem Erleben resultiert sein.

Bittet man die Seele, das ursprüngliche Auslöseereignis der Allergie und die allergischen Reaktionen voneinander zu trennen oder sie so zu identifizieren, dass die Allergie nur noch auftritt, wenn sich das Auslöseereignis exakt wiederholt, verschwindet die Allergie. Allerdings können allergische Reaktionen auf mehrere Stoffe auf verschiedene Auslöseereignisse zurückverweisen, sodass das Vorgehen mit Blick auf mehrere Allergien zu wiederholen ist.

Mit Blick auf das therapeutische Vorgehen sehe ich keine Unterschiede zwischen Allergien und Lebensmittelunverträglichkeiten.

Allergie betrachte ich als eine irrtümliche Gleichsetzung der eigenen Abwehr des Organismus mit einer äußeren Gefahr. Die Dynamik des Geschehens gleicht der bei einer Phobie[41]. Während bei Allergien Reaktionen der Haut und der Schleimhäute zu beobachten sind, besteht die phobische Abwehrreaktion aus Angst oder Ekel. Es entsteht ein Kreislauf, in dem die Abwehr erhöht wird, um der Gefahr zu begegnen und die erhöhte Abwehr als Zeichen einer größeren Gefahr missdeutet wird. Zur Zeit des ersten Auf-

41 Hammel 2016 a, 56.

tretens beider Störungen sind immer wieder besondere psychische Belastungen als Auslöser identifizierbar, die beide, Allergien und Phobien, als Reaktionen im Stil posttraumatischer Belastungsstörungen ausweisen[42]. Als Auslöser können Einzelereignisse, eine Folge von Ereignissen oder von früheren traumatischen Erlebnissen herrührende Schlüsselreize wirken.

Eine Frau mit Laktoseunverträglichkeit berichtete etwa, sie habe bereits als Neugeborene die Milch so vehement ausgespien, dass ihr Leben mehrere Wochen lang in Gefahr gewesen sei. Auf die Umstände ihrer Geburt befragt, teilte sie mit, ihre Mutter sei von einem Liebhaber schwanger geworden. Dieser habe von der Mutter eine Abtreibung verlangt, woraufhin diese sich von ihm getrennt habe und zu ihrem Mann zurückgekehrt sei. Der habe das Baby als den Preis akzeptiert, den es kostete, die Frau behalten zu können, und habe sich wider besseres Wissen eingeredet, sie sei seine Tochter. Die Unverträglichkeit löste sich auf, als sich die Frau diese Zusammenhänge klarmachte.

---

42 Salomon Sellam beschreibt anhand zahlreicher medizinischer Fälle dissoziierte traumatische Erlebnisse (»psy-choc émotionel déstabilisant«) als regelmäßigen Auslöser von Allergien: »Dans la quasi-totalité des histoires d'allergie il existe un … episode [destabilisant à l'origine du déclenchement des symptomes] plus ou moins occulté aujourd'hui.« Sellam 2006, 37. Das Allergen sei immer unmittelbar mit einer früher ausgeblendeten Gefahrensituation assoziiert. Es sei ein Warner vor einer prinzipiell bekannten, aber dissoziierten anderen Gefahr: »L'allergéne … est toujours accolé à une situation de danger précédement ressenti comme telle … L'allergéne n'est qu'un simple avertisseur de l'imminence d'un danger dèjà connu, mais occulté.«

Die umgekehrte Infektion

T: Erkältung, Grippe, Infekt

A: Bakterien

B: Können Bakterien Menschen infizieren, so auch umgekehrt!

> Richten Sie den Bakterien bitte aus, sie sollen zusehen, dass sie sich nicht mit Ruth (Klientenname) anstecken. Das war's dann nämlich für die.

Der Gruß dient dazu, die Einstellung gegenüber einer Infektion von einer defensiven in eine offensive Handlung umzuwandeln und damit sowohl ein besseres seelisches Wohlbefinden als auch eine bessere Ausgangsbasis zur Abwehr der Erreger zu schaffen.

Infektiös bis epidemisch

T: Erkältung, Grippe, Infekt

A: Immunsystem

B: Kann sich Schlechtes verbreiten, kann es das Gute auch!

> Ich habe ansteckende Gesundheit. Sag deinem Immunsystem einen schönen Gruß, es soll vorsichtig sein, dass es sich nichts bei mir holt.

Die Intervention erreicht eine Umkehrung der Aufmerksamkeitsfokussierung von der Abwehr des Unerwünschten hin zur Wahrnehmung und Stärkung des Erwünschten

(Resilienz). Weil es sich um einen Scherz zu handeln scheint, widerspricht niemand einer Äußerung wie dieser. Gerade dadurch kann das darin enthaltene mentale Placebo seine Wirkung ungehindert entfalten.

Die enthaltene Warnung führt zu einer Gegenreaktion. Der Hörer widerspricht innerlich der Aufforderung, vorsichtig zu sein und sich nichts zu »holen«, und reagiert mit dem Impuls, sich gerade »etwas zu holen«. Ein möglicher Protest, dass Gesundheit etwa nicht ansteckend sein könne, gerät dabei noch weiter aus dem Fokus der Aufmerksamkeit, was die Wirksamkeit der Suggestion verstärkt[43].

Allergie und Trauma

T: Allergie, Asthma, Autoimmunerkrankung, Lebensmittelunverträglichkeit

A: Allergie

B: Du kannst die Pollen weiter bekämpfen, aber bitte nur dann, wenn dieselbe Belastungssituation besteht wie damals, als du das erste Mal aufgetreten bist.

Allergie beginnt oft wie eine Traumafolgestörung: In einer Phase emotionaler Überlastung entwickelt man eine Abwehrreaktion gegen Reize, die eigentlich belanglos sind. Sagen Sie doch bitte Ihrer Allergie einen schönen Gruß, sie kann die Pollen weiter bekämpfen, aber bitte nur,

43 Hammel 2006, 55.

wenn *genau* dieselbe emotionale Belastungssituation wie damals vorliegt.

Die Intervention gehört zum Typ der »Nachschulung von Leibwächtern«[44]. Die konditionierte Reaktion wird nicht bekämpft, sondern unterstützt und nachdifferenziert.

Verwechslung zweier Probleme

T: Allergie, Erkältung

A: Immunsystem

B: Kümmere dich statt um Allergien um die Abwehr von Infekten!

Wenn jemand eine Erkältung hat und es schwierig ist zu unterscheiden, welcher Teil der Symptomatik Erkältung und welcher Allergie ist, fährt sein Körper vielleicht irrtümlich die Pollenabwehr hoch, obwohl er sich um Viren kümmern sollte. Grüßen Sie Ihr Immunsystem, das war womöglich ein Missverständnis. Es soll sich statt um Allergien um die Abwehr von Infektionen kümmern.

Dieses Modell kann auch die Verstärkung von Allergien in Zeiten der Abwehr psychischer Belastungen erklären. Wenn unklar ist, wogegen der Organismus kämpft, wird zuweilen die Abwehr von Substanzen, die ihm zur Zeit der

44 Vgl. etwa »Den Wächter nachschulen« im Kapitel über Gehör.

Belastung besonders auffielen, an die Stelle der Abwehr einer unübersichtlichen oder existentiell bedrohlichen psychischen Bedrohung gesetzt.

Muskulatur

Muskelverspannungen werden als erhöhte Spannung in Teilen des Körpers erlebt. Damit korrespondiert natürlich eine zu niedrige Spannung in anderen Partien. Indem nicht nur die überforderten, sondern auch die unterforderten Muskelpartien angesprochen werden, ergibt sich eine neue Perspektive, die zur Auflösung der Symptomatik beitragen kann.

Grundsätzlich hat es sich als hilfreich erwiesen, nicht nur die Muskulatur in derjenigen Körperregion anzusprechen, die bewusst als betroffen erlebt wird, sondern die des gesamten Körpers.

Das gilt auch für die Thematik des Schnarchens. Eine Intervention hierzu findet sich im Kapitel über Schlaf.

Die Spannung umverteilen

T: Hexenschuss, Muskelverspannung, Schnarchen, Torticollis

A: Muskeln, Muskelgeflecht

B: Die unterforderten Muskeln sollen Spannung aufnehmen und die überlastete Spannung abgeben, bis die Spannungsverhältnisse in der gesamten Muskulatur einem inneren Modell des richtigen Zustands entsprechen.

Richten Sie bitte denjenigen Muskeln in Ihnen aus, die bisher weniger Spannung trugen als ursprünglich vorgesehen, sie sollen die Spannung erhöhen und die entlasten, die behelfsweise eingesprungen sind und bisher viel Spannung tragen. Sagen Sie denen von der zweiten Sorte, sie können Spannung abgeben. Sagen Sie dem ganzen Geflecht, manche werden neu gespannt, andere entspannt, und gerade das wird sich als lösend erweisen.

Muskelverspannungen können gelöst werden, indem der Körper suggestiv veranlasst wird, einem inneren Modell vom vorgesehenen Zustand der Spannungsverteilung in der Muskulatur zu folgen und Spannung von bisher überlasteten an bisher unterforderte Muskeln abzugeben.

Arbeit an der Takelage

T: Hexenschuss, Muskelverspannung, Schnarchen, Torticollis

A: Dockarbeiter der Muskulatur

B: Ihr wisst, wie man Spannung umverteilt. Tut eure Arbeit, ihr macht sie gut!

Wenn ein Segelschiff einen Sturm überstanden hat, fährt es zum Dock, und die gesamte Takelage wird neu verspannt. Die Taue werden gelöst und gespannt und wieder gelöst und neu gespannt, immer wieder, bis alles stimmt. Richten Sie den Arbeitern bitte aus: Sie machen eine bewundernswerte Arbeit!

Natürlich lassen sich Grüße auch in Metaphern oder Parabeln integrieren. Instanzen des Körpers können dann in metaphorischer Gestalt als Personen angesprochen werden, die in ihren Aufgaben unterstützt werden.

Schmerz

»Schmerz ist wählbar«.[45] Schmerzen können oft mit relativ einfachen Mitteln reduziert werden. Erstaunlicherweise kennen die meisten Erwachsenen Rituale, mit denen sie das Schmerzerleben bei zwei- bis vierjährigen Kindern auflösen, wenden aber nichts dergleichen bei sich selbst an. Auch diejenigen, die Wege gefunden haben, um bei einer zahnärztlichen Behandlung weniger Schmerzen zu erleben, reden darüber wenig mit anderen und übertragen diese Techniken auch kaum auf andere Lebensbereiche.

Zur Reduktion und Auflösung von Schmerzen sind Grüße ein ausgezeichnetes Mittel, da nicht der denkende Geist, sondern unbewusste Instanzen, die dafür besser geeignet sind, mit der Aufgabe betraut werden, eine hilfreiche Veränderung herbeizuführen.

Eine Unterscheidung zwischen »psychosomatischen« und »rein somatischen« Schmerzen – etwa verbunden mit der Idee, Grüße könnten nur bei Schmerzen des ersten Typs helfen – scheint mir nicht sinnvoll. Meine Erfahrung ist,

45 »Pain is optional«, Dan Kohen bei der Vorstellung der Ergebnisse einer Langzeitstudie zur Wirksamkeit von Hypnotherapie bei Kindern und Jugendlichen mit Migräne auf der Kindertagung 2009 in Heidelberg.

dass die Arbeit umso leichter wird, je weniger Bezüge zwischen körperlich erlebten Schmerzen und inneren oder äußeren Konflikten bestehen, und dass die Arbeit aufwendiger wird, je vielfältiger, aktueller oder bedrohlicher die Belastungen sind, die mit den Schmerzen in Verbindung gebracht werden können. Auch bei scheinbar »rein somatischen« Schmerzen hängt die Intensität des Erlebens von psychischen Faktoren ab.

Kopfschmerz im Warteraum

T: Schmerz

A: Kopfschmerz

B: Du bist willkommen, nur woanders. Ich nehme dich wahr, nur eben später.

> Sagen Sie Ihrem Kopfweh einen Gruß, es kann gern noch ein bisschen bleiben, soll aber dazu bitte in die rechte große Zehe hinübergehen und dort auf Sie warten. Und sagen Sie ihm »Danke!«[46]

Kopfweh kann auf Bedürfnisse von Körper und Seele aufmerksam machen und ist trotz dieser nützlichen Funktion nicht sehr beliebt Mit dem Gruß und Dank und mit der Erlaubnis zu bleiben wird die Abwehr reduziert und mit ihr vermutlich auch der Stress, der den Kopfschmerz verursacht oder auch verstärkt. Im Gruß wird ausgedrückt, letz-

46 Hammel 2014a, 291.

terer könne dorthin verlagert werden, wo er weniger stört, und die Begegnung mit dem Schmerz könne verschoben werden. Das Symptom wird in eine passive Haltung (»warten«) gebracht, sodass sich der Klient ihm gegenüber eher gestaltend erlebt. In einer Serie wunderlicher Suggestionen lenkt jeder neue Schritt von einer Diskussion des vorigen ab. So findet keine kritische Auseinandersetzung statt, und die Inhalte der Botschaft werden umso besser umgesetzt.

Zeitverzerrung

T: Schmerz (pulsierend)

A: Körper

B: Du kannst das subjektive Zeiterleben in den leidvollen Momenten beschleunigen und in eher leidensfreien Phasen verlangsamen, um insgesamt eine angenehmere Zeit zu erleben.

> Es gibt Stunden, die wie im Flug vergehen, und Minuten, die sich ewig hinziehen. Ich möchte Ihren Körper bitten, dass er dann, wenn der pulsierende Schmerz kommt, die Zeit gefühlt beschleunigt und die Zeiten dazwischen gefühlt verlangsamt, immer mehr. Was ist jetzt anders?

Das Vorgehen beruht auf einer Intervention Milton Ericksons[47]. Im Selbstexperiment stellte ich fest, wie ein monatealter pulsierender Fußschmerz in Sekunden verschwand.

47 O'Hanlon & Hexum 1994, 80 f. Vgl. Hammel 2009, 79 f.

Daraus ergab sich für mich die Frage, wie das Phänomen der Zeitverzerrung flexibel genutzt werden könne, um Häufigkeit, Dauer und Intensität von symptomatischem Erleben zu beeinflussen.

Die gute Absicht kehrt zurück

T: Angst, Schmerz, Sorge

A: Der, der den Schmerz kennt

B: Wenn du den Schmerz personifiziert aus dir herausstellst und nur seine gute Absicht zu dir zurücknimmst, verändert sich dein Körpergefühl.

> Wenn Sie sich bildhaft vorstellen, wie einer, der diesen Schmerz kennt, aus Ihnen herausgeht, sich unsichtbar erhebt und sich dort an die Tür stellt, während Sie hier sitzen bleiben, ist das eine angenehme Idee, oder hätten Sie ihn lieber wieder zurück? Wenn wir ihn bitten, da drüben zu bleiben, und nur die gute Absicht hinter den Schmerzen zu Ihnen zurückzuschicken, wie fühlt sich das an?

Die Intervention habe ich im Umgang mit einem Klienten mit Schulterarthrose entwickelt. Mehrere Versuche, seine Schmerzen mental zu anästhesieren, misslangen, bis ich die gute Absicht des Symptoms, »was immer das sein mag«, ohne das leidvolle Erleben zu ihm zurückkehren ließ. Als ich den Klienten fragte, was wohl die gute Absicht des Symptoms sei, sagte er: »Es möchte mich davor schützen, dass ich die Schulter überbeanspruche.« Einige Zeit später, bei einem anderen Klienten mit derselben Symptomatik, nahm ich diese Unterscheidung gleich zu Beginn vor mit dem gleichen positiven Ergebnis. Die Intervention, eine Belastung personifiziert aus dem Klienten herauszuschicken und nur die gute Intention zurückkehren zu lassen, hat sich auch bei Angststörungen und anderen eher psychisch assoziierten Problemen bewährt.

Gehör

Die Interventionen in diesem Kapitel befassen sich mit der Arbeit bei Tinnitus und Hörsturz. Das Phänomen Tinnitus präsentiert sich äußerst vielgestaltig. So individuell, wie die Symptomatik ist, sollte wohl auch die Therapie gestaltet werden. Festhalten kann man, dass die Betroffenen zum Zeitpunkt der Symptomentstehung meistens erhebliche biographische Belastungen zu ertragen hatten. Es fördert die Erfolgsaussichten der Behandlung, wenn die Therapie auch darauf ausgerichtet ist, dass die Klienten auf Stressauslöser dieser Art sowie auf Erinnerungen an die damalige Belastung künftig mit relativer Ruhe und Gelassenheit reagieren.

Ohrreinigung

T: Erkältung, Hörsturz, Schwerhörigkeit, Thrombose, Tinnitus

A: Körper

B: Du kannst deine Schwerhörigkeit auf eine Art reduzieren,

die nur dein Körper kennt und die weder der rationalen Logik noch den Ergebnissen der Forschung entspricht.

> Ihre Gehörgänge sind verschlackt, ich fürchte, da steckt Schmand drin bis hoch zum Gehirn. Kennen Sie Borstenmäuse? Sagen Sie Ihrem Körper, er soll die bitte mit einer leichten Seitwärtsdrehung rückwärts durch Ihre Gehörgänge gehen lassen (durch die großen für die tiefen Töne und durch die kleinen für die hohen), sodass die Mausborstenstruppeln den ganzen Schmand da rausputzen und sie mit den Schnurrbarthaaren anschließend den Feinstaub abwischen. Wenn die Mäuse draußen sind, bitte einmal mit ganz viel Körperflüssigkeit nachspülen! Jetzt gucken Sie mal bitte nach: Ist das schon in Ordnung, oder bräuchten wir Rauhaarmäuse?

Der Gruß kann bei verschiedenen Formen von Schwerhörigkeit und Tinnitus zur subjektiven, oft auch psychoakustisch messbaren Verbesserung der Symptomatik eingesetzt werden. Der Gruß war zentraler Teil einer Therapie, die innerhalb einer Stunde zur vollständigen Remission der Symptome eines Hörsturzes mit Tinnitus führte, der bei einer Seminarteilnehmerin seit mehreren Monaten bestand[48].

48 Hypnotherapeutisches Ausbildungsseminar in Kaiserslautern im November 2016. Neben der Arbeit mit Borstenmäusen wurden emotionale Belastungen mitbearbeitet, die der Teilnehmerin bei diesem Hörsturz, bei einem früheren Hörsturz drei Jahre zuvor und etwas ähnlich schon einmal in ihrer Kindheit zu schaffen machten.

Die Kommunikation der Borstenmäuse

T: Hörsturz, Schwerhörigkeit, Tinnitus

A: Borstenmäuse

B: Ich helfe euch, mir zu helfen! Was mich bisher gestört hat, hat einen Sinn und ist Teil der Therapie.

Damit sie im Dunkel der Gänge nicht aneinanderstoßen, ist für die Borstenmäuse eine gute Kommunikation sehr wichtig. Das heißt, sie lernen auch sehr feine Unterschiede in Höhen und Tiefen, im Rascheln der Borsten an den Wänden und im Geräuschvolumen immer genauer wahrzunehmen. Du kannst sie dabei unterstützen, indem du mit ihnen darauf achtest, feinste Tonhöhen-, Lautstärke- und Stilleunterschiede ganz genau zu erkennen.

Das aktive Fokussieren auf Tonhöhen- und Lautstärkenunterschiede kann Tinnitusgeräusche und die begleitende Schwerhörigkeit reduzieren oder auflösen. Ein bewusstes oder unwillkürliches Trainieren dieser Unterscheidung ist hier oft hilfreich. Tinnitustöne als sinnvolle Kommunikation zu deuten, reduziert die Angst vor ihnen und damit die Zwangsdynamik, die zum Aufrechterhalten des Tons beiträgt (»Ist es noch da? Ist es noch da?«). Im Ergebnis berichten Klienten über ein zunehmendes »Vergessen« des Tons.

Gruß ans Ohr

T: Tinnitus

A: Ohr

B: Ich erlaube, was ich nicht verbieten kann. Ich erlaube, was ich verbiete. Stille und Ruhe sind zweierlei. Ruhig piepsen, du kannst das: Was unmöglich scheint, ist möglich.

> Fürs Erste bitte ich Sie, Ihrem Ohr auszurichten: »Kannst ruhig ein bisschen piepsen, aber lass mich in Ruhe!«

An die Stelle des Versuchs, den Tinnitus zu bekämpfen und ihn damit womöglich eher zu stabilisieren, tritt eine therapeutische Doppelbindung. Der Ton wird gleichzeitig willkommen geheißen und zur Ruhe aufgefordert. Die Konsequenzen dieses Vorgehens sind so unübersichtlich, dass es schwer ist, ihr zuzustimmen, aber auch schwer, etwas dagegen einzuwenden. Nachdem die Bedeutung der doppelten Grußbotschaft fürs Bewusste schwer einzuschätzen ist, begibt sich das Unbewusste auf die Suche, wie der Gruß umgesetzt werden könne. Beide Seiten der Ambivalenz, die mutmaßlich das Problem hervorgebracht hat, werden gewürdigt: Dem Ton wird irgendeine gute Absicht zugrunde liegen, also ihm wird eine Daseinsberechtigung zugestanden. Gleichzeitig wird anerkannt, dass er stört, und er wird in seine Schranken verwiesen. Die Doppelbindung zwischen den zwei Satzhälften kündigt sich schon in der ersten an. »Ruhig piepsen« ist – mindestens auf einer Bedeutungsebene – ein Gegensatz. Eine doppelte Bedeutung steckt auch im »können«. »Du kannst ruhig… piepsen« könnte heißen: »du darfst es« oder »du vermagst es«.

Die fünf wissenschaftlichen Beobachter

T: Tinnitus

A: Der Kontrollierende, der Genervte, der Einwände Habende, der Perfektionist und der etwas Übertönende (fünf Adressaten mit fünf Aufträgen)

B: Alle, die zum Problem beitragen, bekommen einen neuen Platz und eine neue Beschäftigung zugewiesen. Die Arbeit wird ein dokumentierbares, wissenschaftlich anzuerkennendes Ergebnis erbringen.

Für unsere Aufgabe möchte ich wissenschaftliche Beobachter berufen, also Fachkräfte, die das Ergebnis nicht beeinflussen, sondern dokumentieren. Stellen Sie sich vor, es gab da bisher einen in Ihnen, der kontrolliert hat, ob der Ton noch da sei, stellen Sie den dort drüben hin; und einen zweiten gab es, der bisher von dem Ton genervt war. Der Kontrolleur stellt den Genervten da nebendran. Dann gab es bisher einen, der Einwände hatte, ob das klappen kann. Der Genervte stellt den Einwändehabenden dorthin. Dann gab es vielleicht einen Perfektionisten, der nur ein komplettes, sofortiges Wunder und nichts darunter akzeptieren würde, und der Einwändehabende stellt den Perfektionisten dorthin. Falls es bisher jemanden gegeben hat, der einen Seelenschmerz übertönen will, stellt der Perfektionist ihn dorthin mit der Bitte, die Seele anders als bisher zu anästhesieren. Schauen Sie sich die fünf dort an – den Kontrollierenden, den Genervten, den Einwändehabenden, den Perfektionisten und den etwas Übertönenden. Fühlen Sie bei sich, was anders ist, wenn die da draußen sind, und jetzt fangen wir an.

Räumlich dissoziiert und anderweitig beschäftigt werden zuerst alle Instanzen, die zum akustischen Phänomen beitragen. Erst danach – und in einer Verwirrungstrance, die dem Kontrollieren des Tons abträglich ist – beginnt die Arbeit am Tinnitus.

Feineinstellung des Gehörs

T: Tinnitus

A: Hörkortex

B: Reguliere die Unterscheidung der Frequenzen und Lautstärken im Umfeld des Tinnitus und der danebenliegenden Gehörausfälle feiner als bisher.

Tinnitus entsteht neben einer Frequenzzone, wo Sie schlecht hören und Ihr Gehör daher die Lautstärke gefühlt lauter stellt. In so einer Zackenlandschaft, wo Sie manchmal einen Zehntelhalbton darüber wenig hören und einen Zehntelhalbton darunter alles, reguliert Ihr Gehirn versehentlich mit dem schwerhörigen Frequenzbereich den gut hörenden angrenzenden Bereich mit hoch. Sagen Sie Ihrem Hörkortex im Gehirn, er soll die

Frequenzen und Lautstärken in diesem Bereich feiner regulieren, sodass er die Unterscheidungen im erzeugten Gehör genauer regelt als die im erzeugten Getön.

Das Gehirn kann lernen, Lautstärke- und Tonhöhenunterscheidungen, die in der aktiven Tonerzeugung bereits funktionieren, in der passiven Tonwahrnehmung mindestens ebenso genau durchzuführen. Der Gruß dient dazu, das Unbewusste anzuweisen, schwerhörige und danebenliegende gut hörende Frequenzbereiche so zu unterscheiden, dass nicht mit den schwerhörigen zugleich die gut hörenden laut gestellt werden. Gleichzeitig mit der Reduzierung der Geräuschintensität auf den Tinnitusfrequenzen wird unwillkürlich auch der Grad der Schwerhörigkeit auf den danebenliegenden Frequenzen reduziert. Ein Training zur genaueren Unterscheidung von Lautstärken und Tonhöhen wirkt gleichzeitig auf das Stillehören als auch auf das Geräuschhören.

Laut und leise, hoch und tief

T: Tinnitus

A: Ohr

B: Du kannst Tonhöhen- und Lautstärkenunterschiede immer genauer unterscheiden. Je mehr das geschieht, desto unauffälliger werden die Töne.

Sagen Sie Ihrem Ohr bitte, es soll ganz unwillkürlich immer genauer auf die Tonhöhenunterschiede und Lautstärkenunterschiede in meiner Stimme achten und seine Fähigkeit, Tonhöhen und Lautstärken immer feiner zu unterscheiden, schulen. Wenn wir auseinandergehen, soll es ebenso mit anderen Tönen und Geräuschen verfahren. Je feiner es das umsetzt, desto weniger erlebt es das Phantomgeräusch.

Der Gruß trägt zu einer Regulierung der Gehörprobleme im Frequenzbereich neben dem Tinnitus bei, sodass Letzterer zusammen mit diesen reduziert werden kann.

Umgekehrt wird ein Ton draus!

T: Tinnitus

A: Hörzentrum

B: Geräusche sind immer da, Stille erzeugt das Gehirn. Die schalldichte Tür steht offen. Mach sie zu!

Genau genommen ist es umgekehrt: In Ihrem Gehirn ist ständig auf allen Frequenzen ein Heidenlärm, und es hat für alle Frequenzen schalldichte Türen, mit denen es Stille erzeugt. Wenn es Sie einen Ton hören lässt, macht es eine Tür auf und wieder zu und unterbricht so die Stille. Sagen Sie Ihrem Hörzentrum, eine von den Türen ist bloß angelehnt oder nicht richtig abgedichtet, und es soll sie bitte richtig schließen. Danke!

Die Intervention dient der Umkehrung der Aufmerksamkeitsfokussierung vom Achten auf Geräusche zum Achten auf Stille.

Den Wächter nachschulen

T: Tinnitus

A: Ohr

B: Der Tinnitus darf wiederkommen, wenn die auslösende Belastungssituation aus der Zeit, als der begonnen hat, wiederkommt. Bis dahin darf er ruhig sein.

> Ihr Tinnitus ist in einer Zeit entstanden, als Sie erhebliche Belastungen erlebt haben. Vielleicht waren diese Belastungen für Sie größer, als andere denken, weil Sie vor langer langer Zeit schon ähnlich schlimme Dinge erlebt hatten. Diese wirkten womöglich wie ein Multiplikationsfaktor. Sagen Sie Ihrem Ohr einen Gruß, falls es noch mal zu denselben Ereignissen von früher kommt, an die Sie die Situation von neulich erinnern könnte und die die Ohrgeräusche mit ausgelöst haben, darf es wieder Alarm schlagen. Bis dahin kann es sich ausruhen.

Der Tinnitus wird als Alarmsignal aufgefasst, das auf Belastungssituationen reagiert, die unterschwellig an frühere, größere Belastungen erinnern, also im Wesentlichen als Reaktion auf traumatische Auslöser. Angeboten wird die Sicht, dass, nachdem die Erinnerung an diese Zusammenhänge verloren gegangen ist, der Tinnitus weiterbestanden habe, als ob er einen Wert an sich darstellte. Nun wird die Idee präsentiert, das Alarmsignal von der Belastungssituation zu unterscheiden und diese wiederum von den ursprünglichen Belastungen zu unterscheiden. Anstatt den Tinnitus zu bekämpfen, wird ihm vorgeschlagen, weiter als Alarmsystem aktiv zu sein, aber nur dann, wenn die ursprüngliche Belastung wiederkehren würde.

Brandmelder

T: Tinnitus

A: Ohr

B: Die Alarmfunktion des Tones kann man würdigen. Alarmsignale sind effektiv, wenn sie abgestellt werden, nachdem die Gefahr vorüber ist.

> Sagen Sie Ihrem Ohr einen schönen Gruß, das Feuer ist gelöscht, es kann den Brandmelder ausschalten.
> In größeren Einrichtungen ist es nicht üblich, das selbst und sofort zu tun, sondern man wird einen Fachmann holen, der nach Dienstschluss alle Brandmelder überprüft, sie wartet und neu einstellt.

Es ist schwierig, sich der Logik des Bildes zu entziehen. Allerdings werden Klienten nur mit einigem Glück die sofortige Abstellung des Tones zurückmelden, da die Instanz, die die Abschaltung des Tones kontrolliert, dessen Einschaltung fördert. Deshalb erfolgt die Ankündigung, das Ohr oder eine andere Instanz werde eine Fachperson holen, die »nach Dienstschluss« – also im Schlaf oder wenn der Klient entspannt und abgelenkt ist – das Problem professioneller behebt, als er selbst das regeln könnte.

Andere somatische Anliegen

In diesem Abschnitt werden Interventionen zu unterschiedlichen Anliegen skizziert, die als Anlass zur Überlegung dienen können, wie Interventionen im Stil von »Grüßen« in weiteren, noch nicht beschriebenen Kontexten zum Einsatz kommen können.

Karpaltunnelsyndrom

T: Karpaltunnelsyndrom

A: Körper

B: Du kannst die Beweglichkeit der Sehne regulieren.

> Sehnen haben eine Hülle, in der sie sich bewegen wie der Fahrradbremszug in seinem Schlauch. Sagen Sie Ihrem Körper einen schönen Gruß, dass er den Zug dünner macht und den Schlauch weiter und dass er einen kleinen Tropfen Öl auf den Bremszug gibt. Danke – jetzt bewegen Sie bitte Ihre Finger!

Die Intervention entstand im Gespräch mit einer Frau, die sich über die Bewegungsprobleme ihres Daumens beklagt hatte und sich nicht mit der Auskunft ihres Hausarztes, das sei altersbedingt und sie solle sich damit abfinden, zufrieden geben wollte. Der Gruß erbrachte eine deutliche Verbesserung innerhalb weniger Sekunden, und nach einigem Nachgrüßen in den nächsten Tagen und Wochen verschwand die Symptomatik ganz.

Die Rechts-Links-Konferenz

T: Multiple Sklerose, Schlaganfall

A: Jeweils rechte und linke Körperteile, mit Bezug aufeinander

B: Die paralysierte Körperhälfte kann von der beweglichen lernen, wie Bewegung funktioniert.

> Wie macht Ihre rechte Körperhälfte das, dass sie so beweglich ist? Wenn die Leute aus ihrem Körper eine Rechts-Links-Konferenz abhalten und sich in Arbeitsgemeinschaften treffen, zeigen diejenigen vom rechten Arm denen vom linken, wie sie sich bewegen. Das Team vom rechten Bein zeigt dem des linken, wie man die Muskeln bewegt, und die Leute der rechten Gesichtshälfte weisen die von der linken in die Bewegungskunst ein. Abends gehen sie alle miteinander tanzen. Was lernen die Vertreter der linken Seite von denen der rechten und wie vermitteln diejenigen von der rechten Körperhälfte die Inhalte denen von der linken, damit alle es gut annehmen können?

Der Gruß dient dazu, die Kommunikation zwischen funktionierenden und nicht so gut funktionierenden Körperbereichen zu intensivieren und die Körperfunktionen der rechten Körperhälfte modellhaft auf die linke zu übertragen, um deren Funktion wiederherzustellen.

Erweiterte Körperpflege

T: Thrombose, Arterienverkalkung

A: Jemand im Gehirn

B: Reinige regelmäßig die Venen mit besonderer Sorgfalt.

Wie oft putzen Sie sich die Zähne? In Ihrem Gehirn gibt es jemanden, der weiß, wie man mit einer Zahnbürste umgeht, ganz gleich, ob es gilt, die Zähne oder ein rostiges Schloss oder ein Uhrwerk zu reinigen. Sagen Sie ihm einen schönen Gruß, immer wenn Sie sich die Zähne putzen, solle er die Venen und die Venenklappen mitschrubben.

Die Intervention entstand im Gespräch mit einer Bekannten, die ihren Hausarzt mit der Bemerkung zitierte, dass sich das Blut nach einer Venenthrombose Umwege suche und dass sich die Funktion der Venenklappen sich im Allgemeinen nicht mehr voll regenerierte. Da ich selbst am Genesen von einer tiefen Venenthrombose war, probierte ich, mir die beschriebene Reinigungsprozedur täglich vorzustellen, insbesondere dort, wo ich ein Kneifen oder Drücken feststellte. Ob die Intervention einen Einfluss auf den Heilungsprozess hatte, lässt sich nicht beweisen. Die Phlebologin stellte ein halbes Jahr später jedenfalls keine Restsymptomatik mehr fest.

Paar- und Familientherapie

In der Paar- und Familientherapie lassen sich Grüße ähnlich einsetzen wie in der Einzeltherapie. Grußadressat kann eine Instanz in einem der Partner sein (»Grüßen Sie doch bitte Ihre Seele, Frau X«), eine Instanz in jedem der beiden Partner (»Grüßen Sie doch bitte jeweils Ihre Seele, Frau X und Herr X«) oder das Paar als Einheit (»Grüßen Sie doch bitte das Paar, das Sie bisher gewesen waren« oder »... das Sie in der Zukunft sein werden« oder »... das Sie sein können, dem es besser geht, als Sie wussten, dass es Ihnen gehen kann«).

Einen Sonderfall bildet die Paartherapie mit nur einem anwesenden Partner, wobei der andere als »das Bild Ihres Partners in Ihrem Kopf« externalisiert wird und als solches ebenfalls mit Grüßen bedacht werden kann. Diese Möglichkeit wird im Gruß »Das Paar in seinem Kopf« skizziert. Entsprechend kann mit der mentalen Repräsentation anderer Familien- und Teammitglieder im Geist des anwesenden Klienten verfahren werden.

In der Arbeit mit Familien und Kindern können Engel und andere unsichtbare Freunde zu Grußüberbringern werden. Auf diese Möglichkeit weist der Gruß »Himmlische Hausaufgabenhelfer« hin.

Das unglückliche Paar da draußen

T: Partnerschaft

A: Das unglückliche Paar außerhalb des physisch anwesenden Paares

B: Das Unglückserleben braucht nicht dort sein, wo das physisch anwesende Paar ist. Auch wenn das physisch präsente Paar nicht mehr leidet, kümmern wir uns um seine Möglichkeit, als Paar unglücklich zu sein.

Stellen Sie sich vor, dass das Paar, das sich jeden Tag streitet, unsichtbar aufsteht, sich aus Ihnen beiden herausbegibt und sich hier links von Ihnen hinsetzt ... *Sie* sehen jetzt viel entspannter aus, aber gucken Sie *die* beiden einmal an! Sie beide brauchen ja eigentlich kaum Therapie, diese dort benötigen sie viel mehr! Ich möchte denen da drüben gerne sagen: Wir reden jetzt noch ein bisschen miteinander und dann kümmern wir uns um sie.

Wenn das leidende Paar aus dem physisch anwesenden Paar herausgelöst wird, kann sich das physisch anwesende Paar bemerkenswerterweise ohne dieses Leiden erleben. Um von der Idee abzulenken, die Belastung müsse zurückkehren, wird dem unsichtbar leidenden Paar außerhalb Therapie angeboten. Selbst wenn später dieses wieder ins Identitätserleben des physisch anwesenden Paares zurückkehren würde, wäre es durch die Therapie von einem unglücklichen in ein vergleichsweise glückliches Paar transformiert worden.

Die Leidende als Leibwächterin

T: Trauma, Partnerschaft

A: Die innere Person, die als Kind schon etwas Ähnliches erlitten hat

B: Pass gut auf, dass das von früher niemals wieder passiert.

> Ich verstehe, dass Sie Schlimmes miteinander erlebt haben. Wenn es in Ihnen, Frau N., eine Person gäbe, die etwas Ähnliches schon vor langer Zeit erduldet hatte, vielleicht in der Kindheit, möchte ich diese bitten, sich wie eine Leibwächterin neben Sie zu stellen und aufzupassen, dass Ihnen das frühere Unglück nie wieder passiert.

Die Würdigung der guten Absicht traumatischer Auslöser, ihre Unterscheidung vom Ich und ihre Konzentration auf das Verhindern der ursprünglichen Erlebnisse bewirkt, dass Situationen, die den traumatischen Ausgangsereignissen nur ähneln und nicht mit ihnen identisch sind, nicht mehr alarmierend oder retraumatisierend zu wirken brauchen.

Zwei gute Leibwächter

T: Trauma, Partnerschaft

A: Derjenige und diejenige, die jeweils als Kind schon etwas Ähnliches erlitten haben

B: Um gut für euren Menschen zu sorgen, schlagt nur Alarm, wenn genau dasselbe wie früher wieder passieren würde.

> Und wenn es in *Ihnen*, Herr N., einen Mann gibt, der eine ähnliche Art von Leiden schon früher gekannt hat, vielleicht als Kind, bitte ich diesen, dass er sich neben *Sie* stellt wie ein Leibwächter. – Ihr beiden Leibwächter macht das gut, passt bitte weiter so auf! Um Energie zu sparen, spezialisiert euch aber bitte darauf, nur noch dann Alarm zu schlagen, wenn genau dasselbe passiert wie damals.

Die Intervention folgt der Logik von »Den Wächter nachschulen« aus dem Kapitel über Gehör und überträgt sie auf zwei Partner und deren Interaktion.

Das Paar in Ihrem Kopf

T: Partnerschaft

A: Das Paar in Ihrem Kopf

B: Erzählen Sie Ihre Paargeschichte in Ihrem Kopf gut weiter, wirkt das zurück auf Ihre Partnerschaft.

> Sie haben in Ihrem Kopf ein Bild von Ihrem Mann, von Ihnen selbst und von Ihrer Beziehung. Lassen Sie das Paar in Ihrem Kopf einmal aus Ihrem Kopf heraus. Lassen Sie es auf eine Reise gehen durch die Welt aller Möglichkeiten, ein gutes Paar zu sein, sodass sie 100 Jahre auf der Erde und 100 Jahre im Himmel aneinander reifen. Wenn sie zurückkommen, was ist bei ihnen dann im Umgang miteinander ganz anders als vorher?

Die Intervention ähnelt derjenigen unter dem Titel »Himmelsreise« im Kapitel zu Trauma mit dem Unterschied, dass hier zwei Menschen miteinander die Reise antreten.

Das Paar in seinem Kopf

T: Partnerschaft

A: Das Paar in Ihrem Kopf

B: Es wird Angleichungsprozesse zwischen dem transformierten Paar in Ihrem Kopf und dem untransformierten Paar in seinem Kopf geben. Lassen Sie das Paar in Ihrem Kopf weitaus ansteckender auf das in seinem Kopf wirken, als es umgekehrt jemals der Fall sein kann.

> Auch Ihr Mann, der jetzt nicht hier ist, hat ein Bild von sich, von Ihnen und von der Beziehung in seinem Kopf. Meistens gleichen sich die Bilder in Ihrem und in seinem Kopf unwillkürlich aneinander an. Wenn nun aber die beiden in Ihrem Kopf gefühlte hundert Jahre auf einer Welt- und Himmelsreise für die Liebe gereift sind und sich wohltuend anders verhalten als die in seinem Kopf, dann ist das mit der unwillkürlichen Angleichung so eine Sache. Sagen Sie dem Paar in Ihrem Kopf einen schönen Gruß, es soll sich nicht von dem in seinem Kopf anstecken lassen, das die Reise noch nicht gemacht hat. Es soll geduldig sein, bis es das Paar in seinem Kopf mit Ihrem wohltuenden neuen Verhalten angesteckt hat.

Eine Therapie mit dem »Paar aus dem Kopf« wirkt noch nachhaltiger, wenn angekündigt wird, dass die beiden Paare sich zwar normalerweise in der Mitte treffen, sodass 50 % der Therapiewirkung erhalten blieben, die Seele könne aber dafür sorgen, dass das transformierte Paar ansteckender wirke als das untransformierte.

Himmlische Hausaufgabenhelfer

T: Schule, Hausaufgaben

A: Du, via Engel

B: Nicht wir Eltern brauchen dich auf lästige Art an Schularbeiten zu erinnern, sondern unsichtbare Dritte tun das auf weise, liebevolle und diskrete Art.

> Ich schicke dir nachher einen Engel, der dich daran erinnert, die Hausaufgaben zu machen.

Der Gruß stammt von einem Seminarteilnehmer, der in seiner Familie das konfliktträchtige Hausaufgaben-Erinnern regelmäßig einem Himmelsboten übertrug.

Anhang

Stichwortverzeichnis

Grüßeverzeichnis

Literatur

Alman, B., Lambrou, P. (1983): Selbsthypnose. Ein Handbuch zur Selbsttherapie. Heidelberg, Carl Auer

Bandler, R., Grinder, J. (1998): Therapie in Trance. Neurolinguistisches Programmieren (NLP) und die Struktur hypnotischer Kommunikation. Stuttgart, Klett-Cotta

Beebe, B., Jaffe, J., Lachmann, F., Feldstein, S., Crown, C., Jasnow, M. (2002): Koordination von Sprachrhythmus und Bindung. Systemtheoretische Modelle. In: Brisch, K. H., Grossmann, K. E., Grossmann, K., Köhler, L. (Hrsg.): Bindung und seelische Entwicklungswege. Stuttgart, Klett-Cotta, 47–87

Bibel nach der Übersetzung Martin Luthers (1984). Stuttgart, Deutsche Bibelgesellschaft.

Erickson, M. H., Rossi, E. L. (1981 a): Hypnose erleben. Veränderte Bewusstseinszustände therapeutisch nutzen. Stuttgart, Klett-Cotta

Erickson, M. H., Rossi, E. L. (1981 b): Hypnotherapie. Aufbau, Beispiele, Forschungen. Stuttgart, Klett-Cotta

Erickson, M. H., Rossi, E. L., Rossi, S. L. (1978): S. Hypnose. Induktion – Psychotherapeutische Anwendung – Beispiele. Stuttgart, Klett-Cotta

Gordon, D., Meyers-Anderson, M. (1986): Phoenix. Therapeutische Strategien von Milton H. Erickson. Hamburg, iskopress

Haley, J. (1994): Ordeal-Therapie. Ungewöhnliche Wege der Verhaltensänderung. Salzhausen, iskopress

Haley, J. (1999): Die Psychotherapie Milton H. Ericksons. Stuttgart, Klett-Cotta

Hammel, S. (2006): Der Grashalm in der Wüste. 100 Geschichten aus Beratung, Therapie und Seelsorge. Mainz, impress

Hammel, S. (2007): Ist mein Kind reif für die Schule? *KidsLife. Magazin für ein Leben mit Kindern* 02/07, 50–51

Hammel, S. (2008): Wenn Bettnässen zum Problem wird. Der Blasenwecker. *KidsLife. Magazin für ein Leben mit Kindern* 2/08, 44

Hammel, S. (2009 a): Handbuch des therapeutischen Erzählens. Geschichten und Metaphern in Psychotherapie, Kinder- und Familientherapie, Heilkunde, Coaching und Supervision. Stuttgart, Klett-Cotta

Hammel, S. (2009 b): Tinnitustherapie durch Hypnose. Der Heidelberger Pilotversuch. *Musica Sacra, Zeitschrift für katholische Kirchenmusik* 04/09, 223–226

Hammel, S. (2009 c): Meine Tochter kaut an den Nägeln und schafft es nicht aufzuhören … *KidsLife. Magazin für ein Leben mit Kindern* 3/09, 77

Hammel, S. (2010 a): Die Insel der Liebe. Paartherapeutisches Spiel. Köln, kikt-thema

Hammel, S. (2010 b): Von Möwenfelsen und Felsenbirnen. Aufbruchsgeschichten für Kinder und Jugendliche. *Familiendynamik. Systemische Praxis und Forschung* 2/2010, 136–143

Hammel, S. (2011): Handbuch der therapeutischen Utilisation. Vom Nutzen des Unnützen in Psychotherapie, Kinder- und Familientherapie, Heilkunde und Beratung. Stuttgart, Klett-Cotta

Hammel, S. (2012 a): Art. Metapher. In: Kleve, H., Wirth, J. (Hrsg.): Lexikon des systemischen Arbeitens. Grundbegriffe der Systemischen Praxis, Methodik und Theorie. Heidelberg, Carl Auer, 264 ff.

Hammel, S. (2012 b): Art. Utilisation, in: Kleve, H., Wirth, J. (Hrsg.): Lexikon des systemischen Arbeitens. Grundbegriffe der Systemischen Praxis, Methodik und Theorie. Heidelberg, Carl Auer, 441 ff.

Hammel, S. (2013): Therapiegespräche zwischen den Zeilen. Vom ungesagt Gesagten in der Beratung. DVD-Dokumentation eines Seminars beim Münchner Familienkolleg. Müllheim, Auditorium Netzwerk

Hammel, S. (2014a): Therapie zwischen den Zeilen. Das ungesagt Gesagte in Beratung, Therapie und Heilkunde. Stuttgart, Klett-Cotta

Hammel, S. (2014b): Breite deine Schwingen aus. Befreiendes für die Sehnsucht nach Leben im Sterben. DVD-Dokumentation eines Seminars bei der MEG-Jahrestagung Bad Kissingen. Müllheim, Auditorium Netzwerk

Hammel, S. (2014c): Das Sofa des Glücks. Therapeutisches Modellieren mit Paaren. DVD-Dokumentation eines Seminars beim Zukunftskongress in Abano Terme. Müllheim, Auditorium Netzwerk

Hammel, S. (2015a): Hypnosystemische Ausbildung »Therapeutisches Erzählen«. DVD-Dokumentation von vier Seminaren beim Institut für Hypnosystemische Beratung in Kaiserslautern. Müllheim, Auditorium Netzwerk

Hammel, S. (2015b): Das Stühlespiel. Eine neue, radikal wirksame Therapiemethode. Freiburg, Kreuz

Hammel, S. (2016a): Alles neu gerahmt! Psychische Symptome in ungewöhnlicher Perspektive. München, Ernst Reinhardt

Hammel, S. (2016b): Loslassen und leben. Befreiende Geschichten. Mainz, Impress

Hammel, S. (2016c): Hypnosystemische Ausbildung »Therapeutische Hypnose«. DVD-Dokumentation von drei Seminaren beim Institut für Hypnosystemische Beratung in Kaiserslautern. Kaiserslautern, hsb

Hammel, S. (2016d): Hypnosystemische Ausbildung »Therapeutisches Modellieren«. DVD-Dokumentation von drei Seminaren beim Institut für Hypnosystemische Beratung in Kaiserslautern. Kaiserslautern, hsb

Hammel, S., Hürzeler, A., Lamprecht, K., Niedermann, M. (2015): Wie das Krokodil zum Fliegen kam. 120 Geschichten, die das Leben verändern. München, Ernst Reinhardt

Hammel, S., Hürzeler, A., Lamprecht, K., Niedermann, M. (2016a): Wie das Krokodil zum Fliegen kam. Depression und Burnout. Therapeutisches Kartenset. München, Ernst Reinhardt

Hammel, S., Hürzeler, A., Lamprecht, K., Niedermann, M. (2016 b): Wie das Krokodil zum Fliegen kam. Identität und Persönlichkeit. Therapeutisches Kartenset. München, Ernst Reinhardt

Hammond, D. C. (Hrsg.) (1990): Handbook of Hypnotic Suggestions and Metaphors. New York, London, Norton

Hesse, P. U. (2003): Teilearbeit. Konzepte von Multiplizität in ausgewählten Bereichen moderner Psychotherapie. Heidelberg, Carl Auer

Holtz, K.-L., Mrochen, S., Nemetschek, P., Trenkle, B. (Hrsg.) (2000): Neugierig aufs Großwerden. Praxis der Hypnotherapie mit Kindern und Jugendlichen. Heidelberg, Carl Auer

James, T. (2001): Kompaktkurs Hypnose. Wie man Phänomene tiefer Trance hervorruft. Paderborn, Junfermann

Loriedo, C., Vella, G. (1993): Das Paradox in Logik und Familientherapie. Mainz, Matthias Grünewald

Meiss, O. (2016): Hypnosystemische Therapie bei Depression und Burnout. Heidelberg, Carl Auer

Mücke, K. (2001): Probleme sind Lösungen. Systemische Beratung und Psychotherapie – ein pragmatischer Ansatz. Potsdam, Klaus Mücke ÖkoSysteme

Neumann, K. (2015): Systemische Interventionen in der Familientherapie. Heidelberg, Springer

O'Hanlon, H. W., Hexum, A. L. (1994): Milton H. Ericksons gesammelte Fälle. Stuttgart, Klett-Cotta

Olness, K., Kohen, D. P. (2001): Lehrbuch der Kinderhypnose und -hypnotherapie. Heidelberg, Carl Auer

Prior, M. (2004): MiniMax-Interventionen. 15 minimale Interventionen mit maximaler Wirkung. Heidelberg, Carl Auer

Prior, M. (2007): Beratung und Therapie optimal vorbereiten. Informationen und Interventionen vor dem ersten Gespräch. Heidelberg, Carl Auer

Rosen, S. (2000): Die Lehrgeschichten von Milton H. Erickson. Salzhausen, iskopress

Rossi, E. L. (1995 ff.): Gesammelte Schriften von Milton H. Erickson. 6 Bde., Heidelberg, Carl Auer

Schlippe, A. v., Schweitzer, J. (1999): Lehrbuch der systemischen Therapie und Beratung. Göttingen, Vandenhoeck & Ruprecht

Schmidt, G. (2004): Liebesaffären zwischen Problem und Lösung. Hypnosystemisches Arbeiten in schwierigen Kontexten. Heidelberg, Carl Auer
Schmidt, G. (2009): Problem-Lösungs-Gymnastik und Kompetenz-Balance. Interventionen, die Kontextflexible Autonomie stärken und systemische Synergie ermöglichen. In: Schmidt, G., Dollinger, A., Müller-Dollinger, B.: Gut beraten in der Krise. Konzepte und Werkzeuge für ganz normale Ausnahmesituationen. Bonn, managerSeminare
Schmidt, G. (2011): Burnout-Kompetenz – Chance für optimale Lebensbalance. 55-Min.-Live-Vortrag bei den Petersberger Trainertagen 2011. Bonn, managerSeminare
Schmidt, G. (2013): Von Stress und Burnout zu optimaler Lebensbalance. DVD-Dokumentation von zwei Vorträgen. Müllheim, Auditorium Netzwerk
Schmidt, G. (2014): Einführung in die hypnosystemische Therapie und Beratung. Heidelberg, Carl Auer
Schneider, P. (2009): Musik, von Engeln vorgesungen. Entstehung und Ursachen von Tinnitus und Geräuschempfindlichkeit bei Kirchenmusikern, Chorleitern, Bläsern und Sängern. *Musica Sacra, Zeitschrift für katholische Kirchenmusik* 04/09, 220–222
Schneider, P., Andermann, M., Wengenroth, M., Goebel, R., Flor, H., Rupp, A., Diesch, E. (2009): Reduced volume of Heschl's gyrus in tinnitus. *Neuroimage* 45, 927–939
Schulz von Thun, F. (1998): Miteinander reden 3. Das Innere Team und situationsgerechte Kommunikation. Reinbek, Rowohlt
Schulz von Thun, F., Stegemann, W. (Hrsg.) (2004): Das innere Team in Aktion. Praktische Arbeit mit dem Modell. Reinbek, Rowohlt
Schwartz, R. C. (2003): Systemische Therapie mit der inneren Familie. Stuttgart, Klett-Cotta
Sellam, S. (2006): Les allergies. C'est plus simple qu'on le pense. Montreuil-Bonnin, bérangel
Short, D., Weinspach, C. (2007): Hoffnung und Resilienz – therapeutische Strategien von Milton Erickson. Heidelberg, Carl Auer

Watzlawick, P., Beavin, J. H., Jackson, D. D. (1971): Menschliche Kommunikation. Formen, Störungen, Paradoxien. Stuttgart, Wien, Hans Huber

Watzlawick, P. (1978): Wie wirklich ist die Wirklichkeit? Wahn, Täuschung, Verstehen. München, Zürich, Piper

Watzlawick, P. (1988): Münchhausens Zopf oder Psychotherapie und »Wirklichkeit«. München, Zürich, Piper.

Watzlawick, P. (1988): Anleitung zum Unglücklichsein. München, Zürich, Piper

Watzlawick, P. (1998): Vom Schlechten des Guten oder Hekates Lösungen. München, Zürich, Piper

Weber, G. (Hrsg.) (1997): Zweierlei Glück. Die systemische Psychotherapie Bert Hellingers. Heidelberg, Carl Auer

Wittgenstein, L. (1998): Logisch-philosophische Abhandlung, Tractatus logico-philosophicus. Kritische Edition. Frankfurt am Main, Suhrkamp

Zeig, J. K. (1995): Die Weisheit des Unbewussten. Hypnotherapeutische Lektionen bei Milton H. Erickson. Heidelberg, Carl Auer

Zeig, J. K. (1999): Meine Stimme begleitet Sie überallhin. Ein Lehrseminar mit Milton H. Erickson. Stuttgart, Klett-Cotta